Susanne Jarolim

Strömen

Hände helfen einfach

„Alles was wir zum Strömen benötigen, sind unsere Hände. Und die haben wir immer und überall dabei."

Freya Verlag –
unabhängig, familiengeführt, subventionsfrei, werteorientiert, grundsatztreu

Seit über 30 Jahren veröffentlichen wir Bücher, die unseren Überzeugungen entsprechen und ausschließlich einen positiven Beitrag für Mensch, Tier und Umwelt leisten.

Werden Sie Teil unserer Verlagsfamilie – wir wünschen Ihnen viel Freude mit diesem Buch.

www.freya.at

ISBN 978-3-99025-486-8

READ GLOBAL BUY LOCAL

FSC www.fsc.org MIX Papier | Fördert gute Waldnutzung FSC® C118234

Texte: Susanne Jarolim
Layout: Daniela Schaner, Susanne Jarolim
Fotos: Dominik Gruber, weitere siehe Seite 112
Kinder am Foto: Carina Jarolim (meine Enkelin), Luisa Elmer
Grafiken: Daniela Schaner, Michael Holzer, Susanne Jarolim

printed by GPS-Group

Susanne Jarolim

STRÖMEN

Hände helfen einfach

freya

INHALTSVERZEICHNIS

DIE METHODE „STRÖMEN"

Energie-Strömen

ist eine eigenständige physio-energetische Behandlungsmethode der traditionellen Volksmedizin Japans. Die Grundlage von Strömen basiert auf der Traditionellen Chinesischen Medizin-Theorie und deren fünf Elementen-Lehre. „Du kannst Strömen an dir, oder als energetische Körperarbeit an anderen anwenden."

Strömen basiert im Wesentlichen auf gezieltem Handauflegen der beidseitigen Energiezentren, den sogenannten Energie-Toren. In Österreich wird Strömen von verschiedenen Schulen angeboten und ist dem freien Gewerbe der Energetiker zugeordnet.

26 Energie-Tore

Die Hände werden in systematischer Reihenfolge auf jeweils zwei Energiezentren aufgelegt. Nach dem energetischen Grundprinzip „Energie folgt der Aufmerksamkeit" werden diese angeregt und ausgeglichen. Dabei stellt sich nach einiger Zeit ein Gefühl von Wärme, ein Pulsieren oder Strömen ein. Die Energietore werden zwei bis 20 Minuten berührt oder so lange bis an beiden Händen ein angenehmes Strömen fühlbar wird. Dann gehen die Hände zum nächsten Schritt.

Wirkungsweise

Strömen dient der ganzheitlichen Gesundheitsentwicklung (Salutogenese). Es rückt den Menschen in seiner Gesamtheit wieder in den Vordergrund. Durch seine einfache „HAND-habung" bietet Strömen praktische Lösungen, die gesunden Anteile zu stärken, um die jeweiligen Herausforderungen zu meistern.

Strömen wirkt im gleichen Maße auf die körperliche, emotionale, geistige und spirituelle Ebene. Die Methode „Strömen" kann für sich stehend oder begleitend zu jeder therapeutischen Maßnahme angewendet werden.

Die Energieformen der Traditionellen Chinesischen Medizin – TCM

Die TCM beschreibt verschiedene Energieformen. Als Grundlage dafür steht das Hoang Ti Nei King So Quenn, der älteste Klassiker der TCM.
»»» *Siehe Nguyen Van Nghi*

In der TCM erfolgt die Beschreibung der Energieformen entweder nach ihrer Entstehung oder nach deren Schwingungsfrequenz. Hier folgt die Aufzählung nach der Geschwindigkeit, mit der diese Energien auftreten und beeinflusst werden können:

Shen die Kraft der Aufmerksamkeit
Qi die alles durchdringende undeterminierte Vitalenergie
Xue die nährende Kraft des Blutes
Zhengqi das Wahre Qi (Nähr- und Abwehr-Qi)
»»» Siehe Giovanni Maciocia und Nguyen Van Nghi

Ein Grundprinzip der Energetik ist: „Energie folgt der Aufmerksamkeit"

Shen – die Kraft der Aufmerksamkeit

Sie ist unmittelbar dort, wohin der Geist sich richtet.
Wird der Geist bewusst ausgerichtet, folgt unmittelbar darauf Qi.

Qi – die alles durchdringende Vitalenergie

Das Erspüren und Beeinflussen dieser subtilen Energie Qi ist durch die Praxis von Qi Gong erlernbar. Viele Techniken der TCM wie Akupunktur, Tuina, Shiatsu und Akupressur zielen in erster Linie darauf ab den Qi-Fluss anzuregen und zu harmonisieren. Wird die Aufmerksamkeit lange genug auf eine Körperstelle gelenkt, folgt Xue, die Kraft des Blutes.

Xue – die nährende Kraft des Blutes

Jeder Autogenes Training (AT) Praktizierende kann bestätigen, dass je nach Trainingsgrad nach 5–20 Minuten ein Pulsieren und warmes Strömen fühlbar wird. Die Erweiterung der Blutgefäße und eine Erhöhung der Durchblutungsrate sind dadurch deutlich messbar.
»»» Siehe Günther Krapf

Viele im AT Trainierte berichten zuerst von einem Pulsieren, das beim weiteren Üben in ein warmes Strömen übergeht. Dieses Strömen ist das durch die Kraft der Aufmerksamkeit zentrierte Zhengqi.

Zhenqi – wahres Qi

Nach der TCM-Theorie ist Zhengqi das wahre Qi, das letzte Stadium der Qi Umwandlung. Das wahre Qi nimmt zwei Formen an. Das **Nähr-Qi** hat die Aufgabe, die inneren Organe und den ganzen Körper zu nähren, und zirkuliert in den Meridianen. **Das Abwehr-Qi** hat eine Schutzfunktion und zirkuliert außerhalb der Meridiane.

Die Arbeit mit wahrem Qi unterstützt daher grundlegend die Regeneration und die Abwehrkräfte. Daher verwundert es nicht, dass die Arbeit mit wahrem Qi gerade bei chronischen Krankheiten und Schwächesymptomen immer wieder sehr gute Erfolge zeigt.

Beim Strömen wird Qi durch Handauflegen an bestimmten Körperzonen angeregt. Zuerst wird dabei das Pulsieren von Xue (Blut) spürbar und mit etwas Geduld geht das Pulsieren in ein Strömen über. Daher leitet sich auch der Name der Methode „Strömen" ab.

Nach der TCM Theorie ist Zhengqi das wahre Qi, das letzte Stadium der Qi-Umwandlung. Das wahre Qi nimmt zwei Formen an: Das **Nähr-Qi** (yingqi) und das **Abwehr-Qi** (weiqi).

Das Zhengqi oder wahres Qi ist nach wie vor noch immer eine weitestgehend unerforschte selbstheilende Kraft. Handauflegen wiederum ist eine der ältesten Heilmethoden. Gerade in unserer modernen Zeit gewinnen diese grundlegenden Bedürfnisse wieder mehr und mehr an Bedeutung.

„Erfahre doch selbst, wie gut es tut,
von jemandem einfach nur gehalten zu werden,
oder probiere es selbst."

Ich wünsche dir viele positive und stärkende Ström-Erfahrungen!

Susanne Jarolim

STRÖMEN IST
HILFE ZUR SELBSTHILFE

„Die Sorgen liegen mir im Magen. Die Laus läuft mir über die Leber. Da kommt mir die Galle hoch. Das geht mir an die Nieren."

Wie oft benutzen wir Redewendungen wie diese, die unsere Befindlichkeiten sehr bildlich ausdrücken. Manchmal haben wir „ein Brett vor dem Kopf" und berühren wie „zufällig" die Stirn.

Intuitiv legen wir die Hände an Körperstellen, die Unterstützung brauchen und helfen uns so, manche Beschwerden zu lindern.

Dabei „strömen" wir uns bereits aus einem inneren Bedürfnis heraus, ohne einen fachlichen Hintergrund zu kennen. Weil uns Berührung einfach guttut – Hände helfen einfach.

In der Volksheilkunde wird Strömen unter verschiedenen Bezeichnungen seit jeher intuitiv angewendet. Damit gehört „Handauflegen" zu den ältesten physio-energetischen Behandlungsmethoden.

Die Methode „Strömen" entwickelte sich in Japan auf der Basis der Traditionellen Chinesischen Medizin (TCM) und etablierte sich in den letzten 30 Jahren als eigenständige Methode auch in Europa.

Das Besondere am Strömen ist:

- Jeder Mensch kann es an sich selbst anwenden.
- Als Partnerhilfe eignet sich Energie-Strömen, einander eine „hilfreiche Hand" zu bieten.

GESUNDHEIT PFLEGEN – SELBSTHEILUNGSKRÄFTE BELEBEN

Strömen wirkt auf das Energie-System des Menschen.
Auf unsichtbaren Bahnen (auch als Meridiane oder Energieströme bekannt) zirkuliert die Lebens-Energie.

Fließt die Energie frei und ungehindert, fühlen wir uns kraftvoll und gesund. Stagniert die Energie in gewissen Regionen, kann das zu einem energetischen Ungleichgewicht und auf Dauer zu Disharmonien im Körper führen.

Die beim Strömen verwendeten Energietore sind „Schlüsselstellen" im Körper, die zu Anspannungen neigen und durchlässig bleiben sollen.

Energie folgt der Aufmerksamkeit. Die Hände verbinden beim Strömen jeweils zwei Energietore miteinander.

Durch die Berührung dieser Energietore werden die inneren Energie-Ströme (Meridiane) angeregt, harmonisiert und belebt. Dadurch kann die Energie freier durch den Körper zirkulieren und ihn beim Erhalten, Aufbauen und Regenerieren seiner Funktionen unterstützen.

Energie-Strömen ist

- in unserer aktiven Zeit eine gute Möglichkeit, mit sich selbst in Kontakt zu kommen.
- eine Gelegenheit, sich „Zu-Wendung" zu schenken.
- ein Angebot an den Körper, durch das Auflegen der Hände wieder in seine „innere Ordnung" zu finden und diese zu erhalten.

FRAGEN ZUM STRÖMEN ...

Was passiert beim Strömen?

Die Hände berühren sanft und gezielt bestimmte Körperbereiche, die sogenannten Energietore. Da die Energie der Aufmerksamkeit folgt, werden diese durch die Berührung aktiviert, die Energie-Ströme gestärkt und die Selbstheilungskräfte aktiviert.

Wie groß ist der Durchmesser eines Energietores?

Jedes Energietor ist je nach Körpergröße circa fünf Zentimeter groß.

Wie lange soll ich die Energie-Tore halten?

Zwei bis 20 Minuten oder so lange, bis sich ein angenehmes gleichmäßig strömendes Gefühl einstellt

Muss ich beim Strömen Druck ausüben?

Nein, es genügt ein angenehm leichter Körperkontakt.

Kann ich beim Strömen etwas falsch machen?

Nein, Strömen ist ein Angebot und eine Einladung an den Körper, wieder in seine „innere Balance“ zu finden, ohne ihn zu manipulieren.

Wie oft kann ich strömen?

Bei aktuellen, emotionalen oder körperlichen Herausforderungen, am besten zwei Mal täglich. Nutze am besten jede freie Minute. Regelmäßigkeit macht sich bezahlt!

Kostet es mich Energie, jemanden zu strömen?

Nein, Strömen wirkt für beide harmonisierend.

… UND PRAKTISCHE TIPPS

- Jeder Mensch kann sich und andere strömen.
- Strömen eignet sich hervorragend auch als Partnerübung.
- Haustiere können ebenfalls geströmt werden.
- Strömen bietet sich als Gesundheitspflege und Begleitung zu ärztlicher Behandlung, Medikamenten-Einnahme, Schwangerschaft … an.
- Strömen kann in jeder „Lebenslage" angewandt werden. Achte auf deine Bequemlichkeit, stütze deine Hände und Arme eventuell mit kleinen Polstern.
- Nutze im Alltag jede Gelegenheit zum Strömen: am Arbeitsplatz, beim Fernsehen oder in geselliger Runde.
- Gönne dir Strömen hin und wieder auch in Ruhe. Schenke dir so Aufmerksamkeit und „Zu-Wendung".
- Strömen wirkt durch die Kleidung, Verband und Gips.
- Alle angegebenen Ström-Übungen sind als Empfehlung zu verstehen. Du kannst deine Hände bei allen Übungen austauschen, wenn es für dich bequemer ist.
- Alle beschriebenen Übungen können auch seitenverkehrt geströmt werden.

Ein kleiner Entspannungstipp:
Schenke dir beim Strömen ein „Sonntags-Lächeln" und lege deine Aufmerksamkeit auf deinen Atem-Fluss.

EINIGE DETAILS ZU DEN STRÖM-ÜBUNGEN

„Die kleine Ström-Apotheke“ soll dich als praktisches „Handwerkszeug“ für den Alltag begleiten. Hinter allen Ström-Übungen stehen überlieferte Ström-Sequenzen aus einer Reihe von aufeinanderfolgenden Ström-Griffen.

Ich habe für dich einige bewährte „Kurz-Griffe“ aus diesen traditionellen „Ström-Rezepten“zusammengestellt und nach themen-bezogenen Überschriften geordnet. In den folgenden Kapiteln wirst du deshalb einige Ström-Übungen unter verschiedenen Titeln wieder entdecken.

Auch wenn in einigen Überschriften verständnishalber Krankheitsbilder genannt sind, unterstützen alle Übungen das Energie-System des Menschen und stärken auf diese Weise seine Gesundheitsentwicklung.

So wie sich die Energietore jeweils auf der linken und rechten Körperhälfte befinden, gibt es beim Strömen auch rechte und linke Ström-Verläufe.

In der „Kleinen Ström-Apotheke“ habe ich zugunsten der Übersichtlichkeit nur die linken Strom-Verläufe angegeben und abgebildet.

Es liegt an dir, nach Gefühl und Bedarf alle Übungen spiegelverkehrt – und damit den rechten Strom-Verlauf – zu strömen
>>> siehe Beispiel nebenan.

Das Wichtigste dabei ist immer:
Strömen soll angenehm und bequem für alle Beteiligten sein.

BILD ERKLÄRUNG

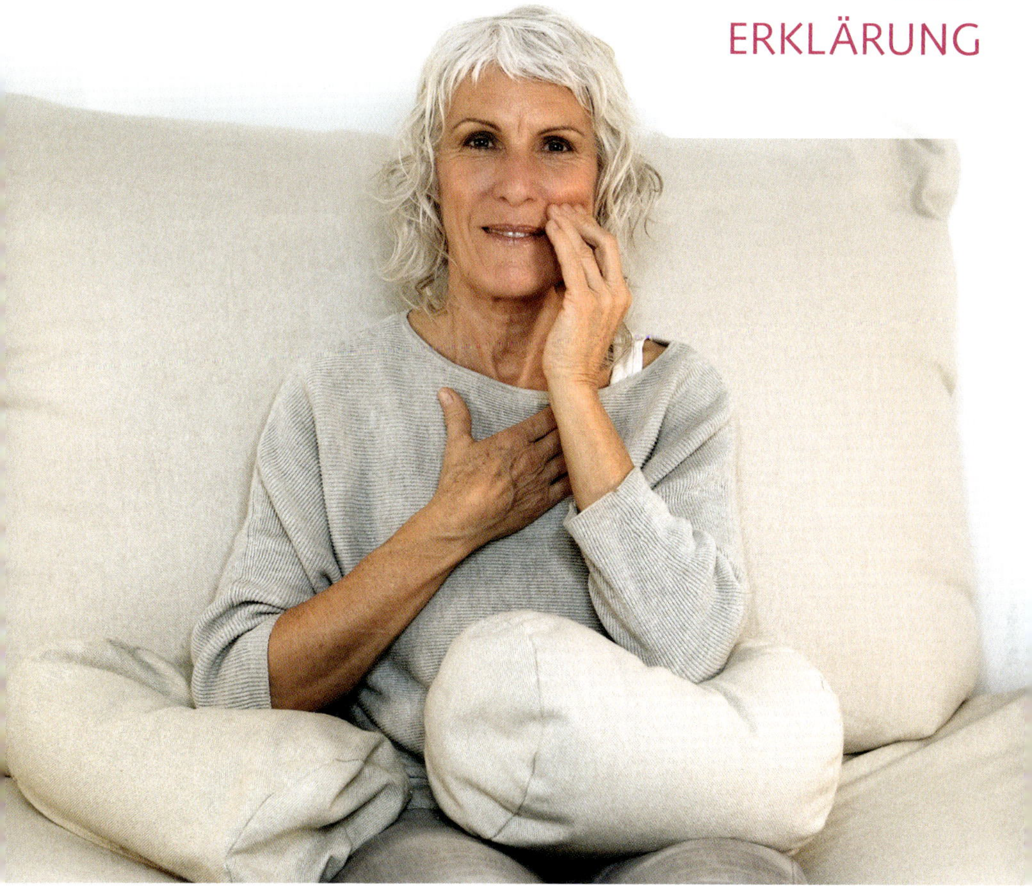

Bild-Erklärung

In diesem Buch sind alle Ström-Übungen für deine linke Körperseite angegeben.

Liegen deine Beschwerden auf der rechten Seite, dann ströme die Übungen bitte einfach spiegelgleich.

UND: tausche deine Hände nach Belieben und Zugunsten deiner Bequemlichkeit einfach aus.

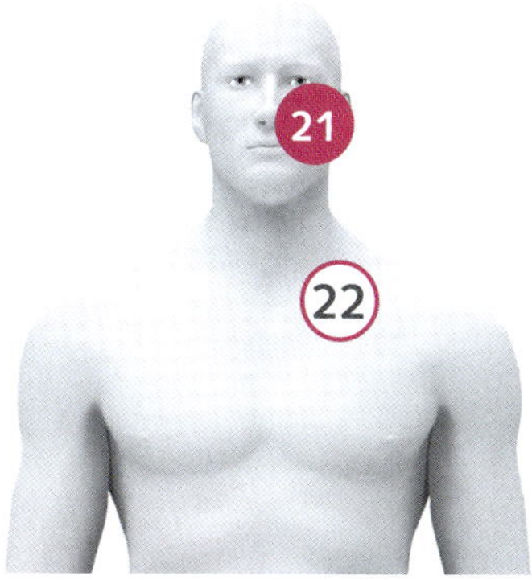

Linke Hand linke 21

Rechte Hand linke 22

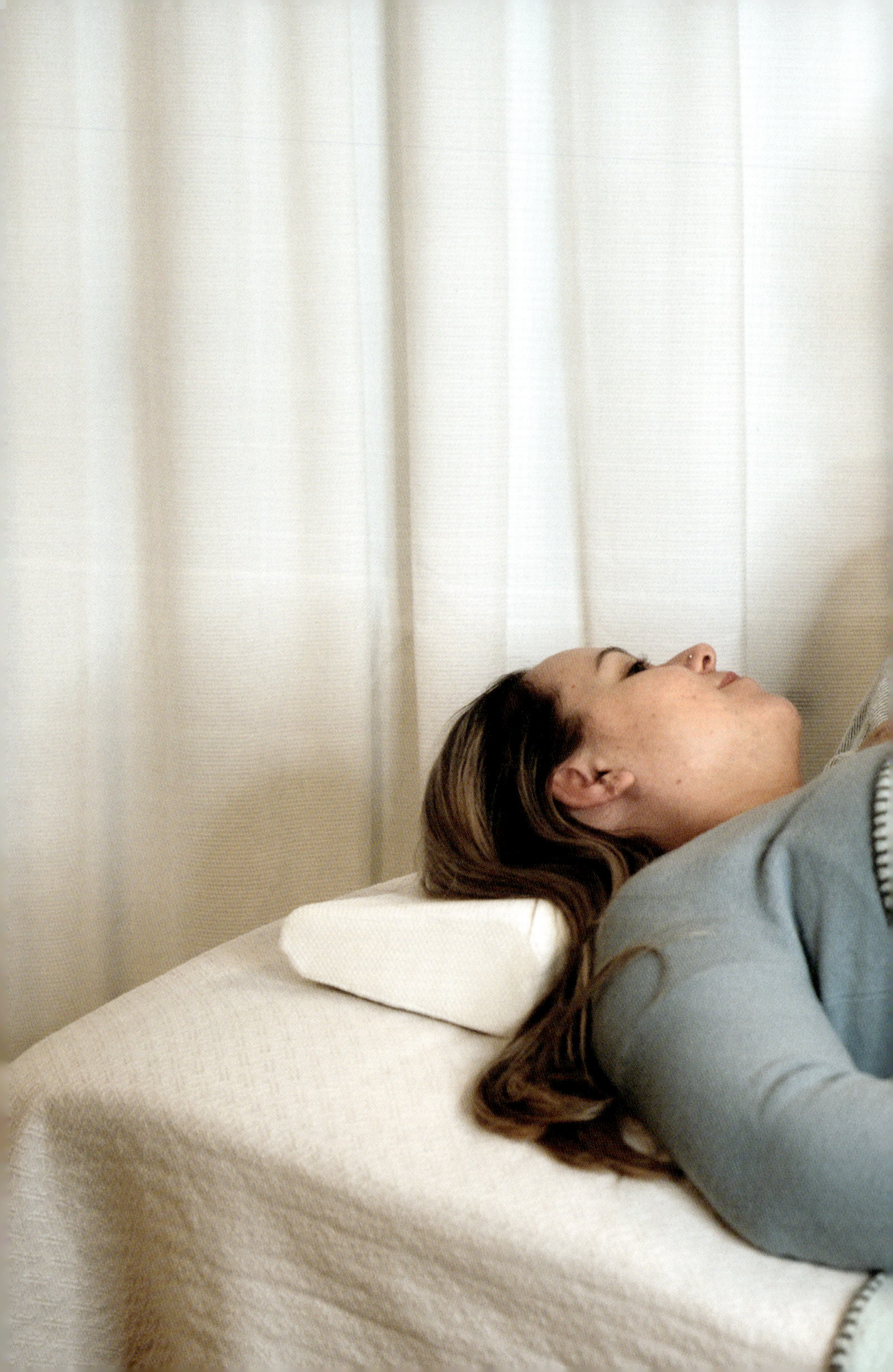

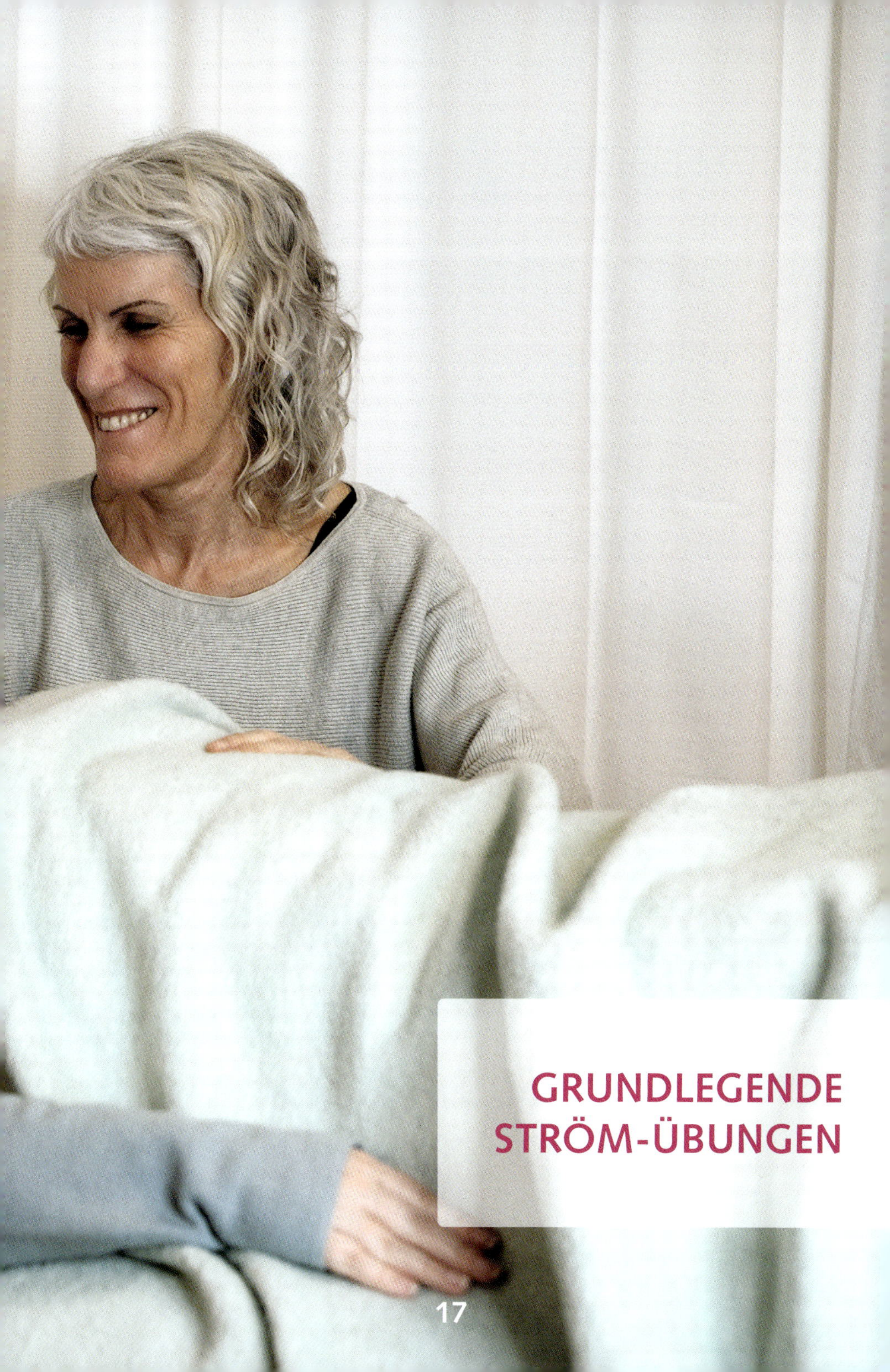

GRUNDLEGENDE STRÖM-ÜBUNGEN

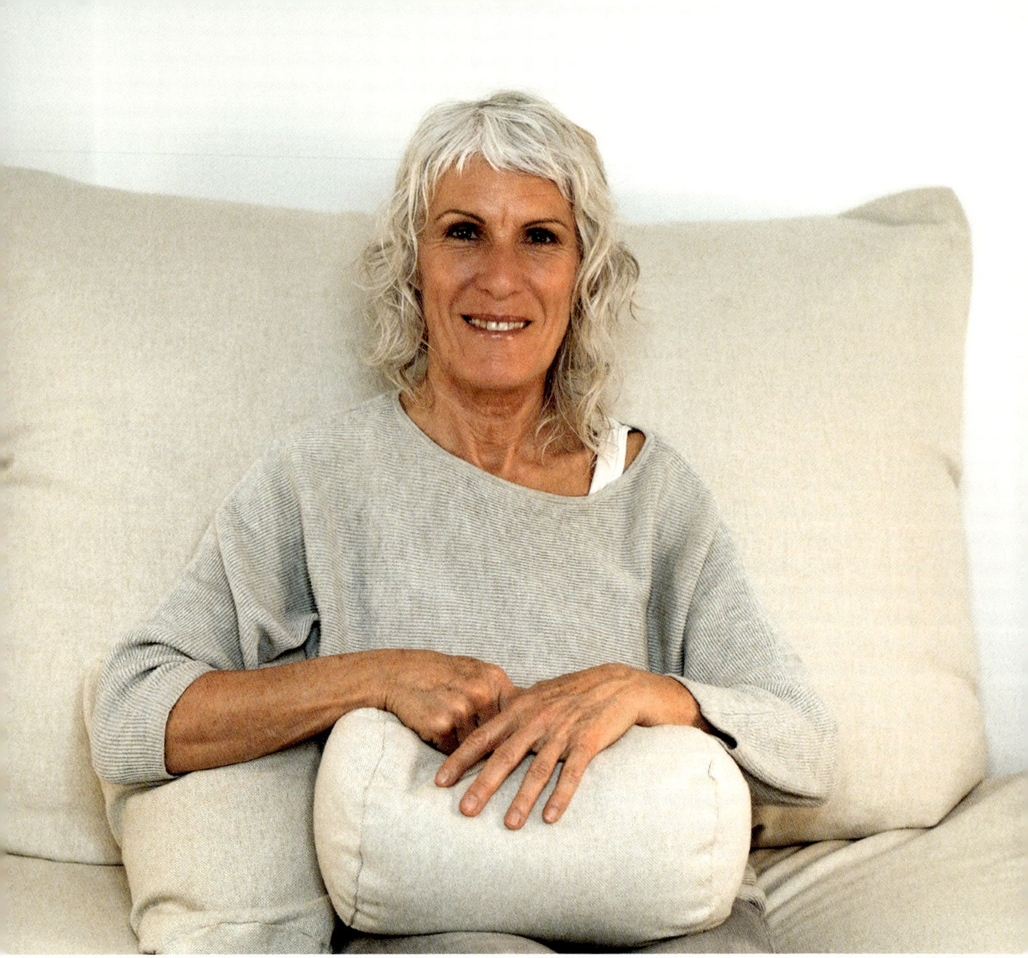

FINGER STRÖMEN ALS ALLTAGS-PFLEGE

Durch das sanfte Halten der Finger unterstützen wir unsere Gesundheit auf eine einfache und effektive Weise. Das Strömen stärkt sowohl die Organfunktionen als auch das emotionale Wohlbefinden.

Du kannst jeden Finger einzeln nacheinander strömen oder gezielt denjenigen wählen, den du gerade am meisten benötigst. Es ist nicht erforderlich, die Finger beider Hände zu strömen.

Du kannst deine eigenen Finger strömen, es für deine Kinder tun oder sie anleiten, es selbst zu praktizieren, um ihr Selbstbewusstsein zu stärken und handlungsfähig zu werden.

WIRKUNGSWEISE DER FINGER

DAUMEN: Magen- und Milzenergie

Bindegewebe, Fleisch
Sorgen lösen, in der Mitte ruhen, gut für sich und andere sorgen, Empathie

ZEIGEFINGER: Blasen- & Nierenenergie

Knochen, Ohren, Zähne
Ängste und Perfektionismus lösen, Mut, Willenskraft, im Fluss sein, Beweglichkeit

MITTELFINGER: Gallen- & Leberenergie

Sehnen, Bänder, Gelenke, Muskeln, Augen
Zorn und Frust lösen, Visionen, Freiheitsdrang, Entscheidungskraft

RINGFINGER: Lungen- & Dickdarmenergie

Haut-Themen, Körperbehaarung
Trauer lösen, Altes abschließen, Abschlussprozesse, Loslassen

KLEINER FINGER: Herz- & Dünndarmenergie

Herz-Kreislauf, Nervensystem, Blut
Überforderung lösen, Lebensfreude, emotionale Stabilität

HANDMITTE (innen/außen): Herz-Kreislauf-Energie / Dreifach-Erwärmer

Herz-Kreislauf, Schluckauf, Schwangerschaftsübelkeit
Urvertrauen, das Zentrum stärken, sich in Systemen behaupten können

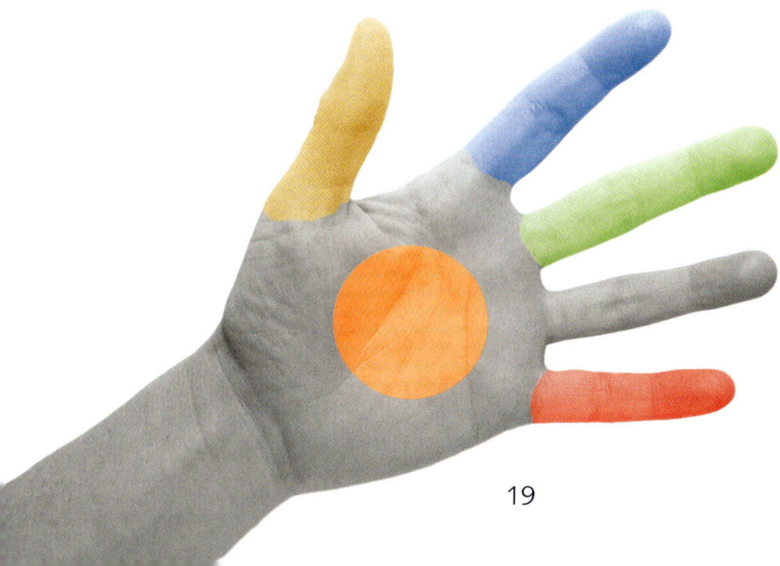

„DIE MITTE STÄRKEN“ ZENTRAL-ENERGIESTROM

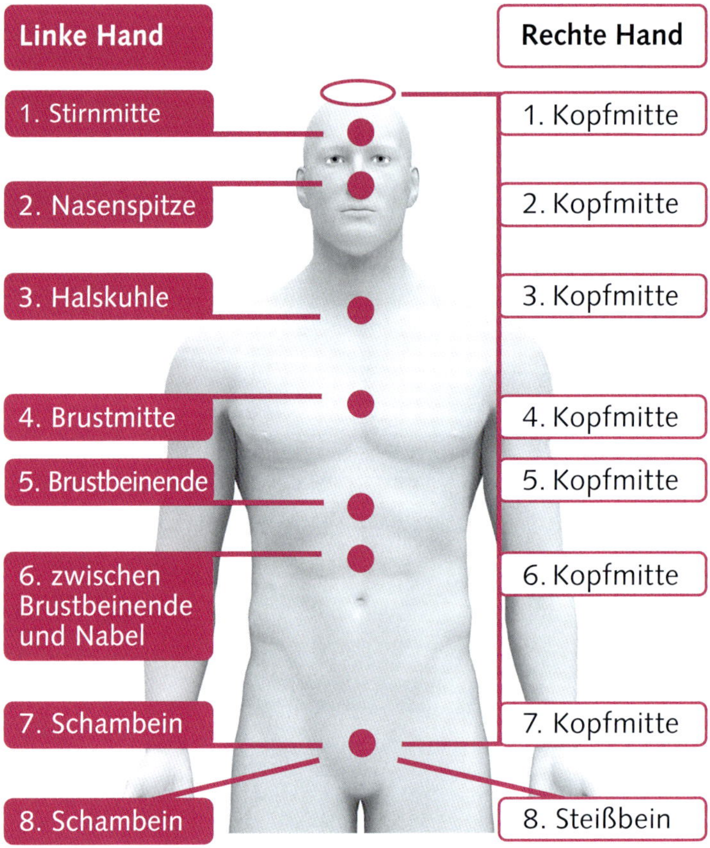

Ström-Möglichkeiten

- Ströme den gesamten Strom-Verlauf
- Nutze nur einzelne Schritt-Kombinationen
- Tausche deine Hände nach Belieben aus

WIRKUNGSWEISE DER EINZELNEN SCHRITTE

1. Kopfmitte – Stirnmitte
Klärt den Kopf, hilft dem Gehirn beim „Abschalten", fördert die Konzentration

2. Kopfmitte – Nasenspitze
Appetitausgleich, wirkt auf den Unterleib

3. Kopfmitte – Halskuhle
Unterstützt die Schilddrüse, Atmung, klärt die Kehle, Hustenreiz, Schluckbeschwerden

4. Kopfmitte – Brustbeinmitte
Stärkt das Immunsystem, fördert mentale und emotionale Ausgeglichenheit, hilft Schock und Panik zu lösen, harmonisiert den Hormonhaushalt

5. Kopfmitte – Brustbeinende
Hilft der Verdauung, bei Blähungen und Völlegefühl, wirkt bei Depressionen

6. Kopfmitte – zwischen Brustbeinende und Nabel
Unterstützt die Verdauungskraft und das gesamte Nervensystem

7. Kopfmitte – Schambein
Wirkt auf die gesamte Wirbelsäule, Rückenschmerzen, bringt Energie in die Beine

8. Steißbein – Schambein
Stärkt bei Erschöpfung, stabilisiert die Basis der Wirbelsäule, Beckenbereich und Unterleib

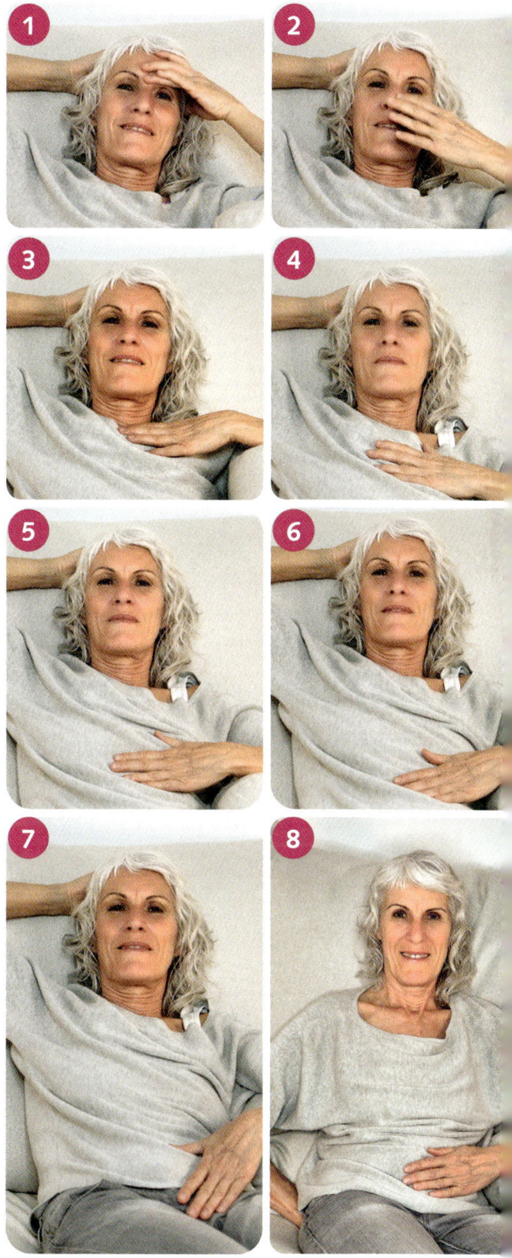

OBERES KÖRPER-DRITTEL

MENTALE KRAFT

SELBSTHILFE

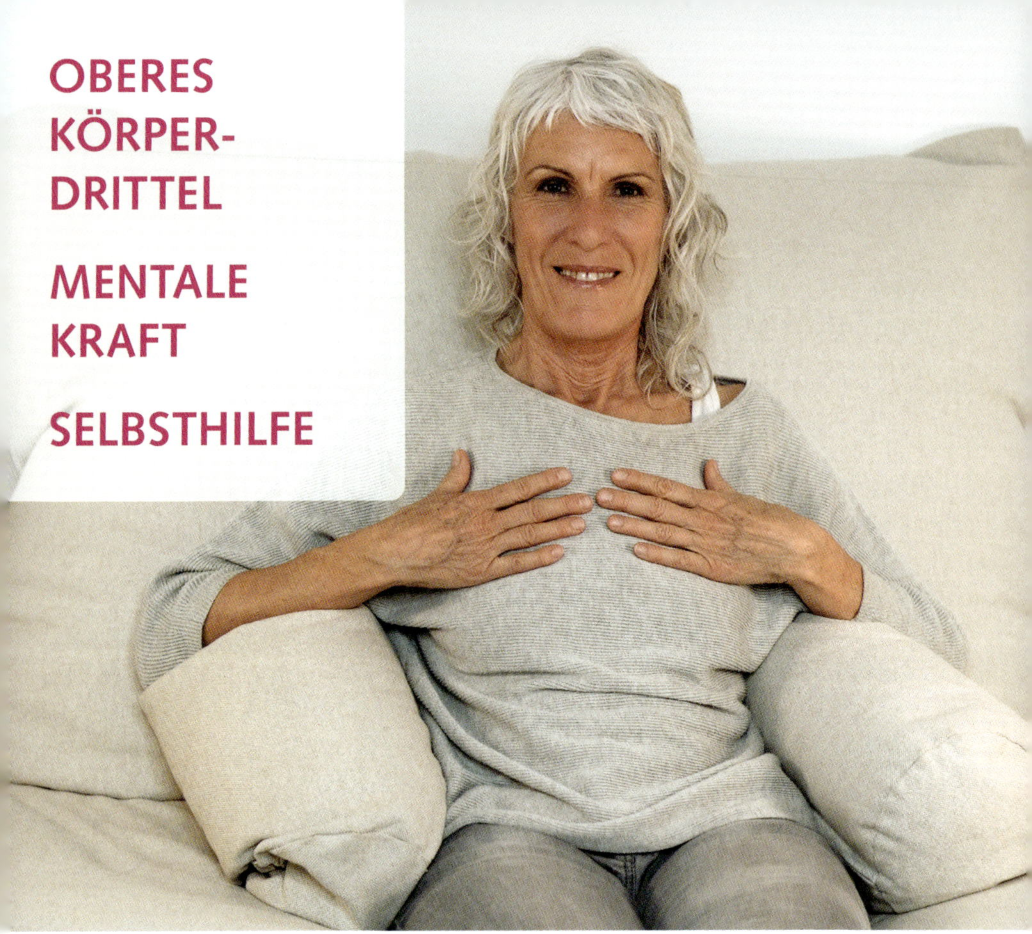

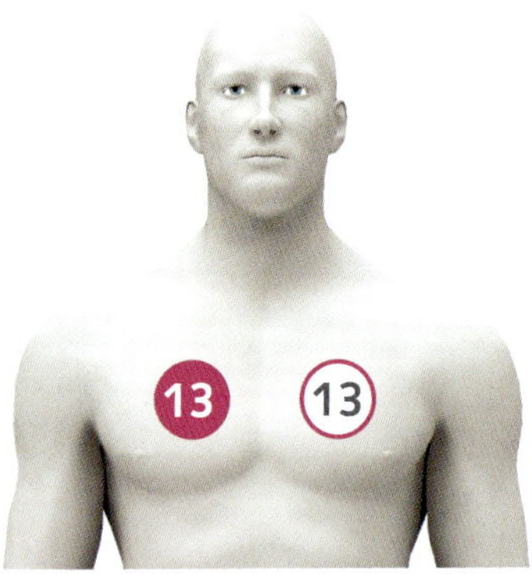

Linke Hand rechte 13

Rechte Hand linke 13

Nutze diese Ström-Übung auch bei/für

- Selbstbewusstsein, Geisteskraft
- Immunsystem, Hormonhaushalt
- Schock, Panik, Trauer, Schuldgefühle, innere Unruhe

Zusätzlich empfohlene Übungen

Körperliche Kraft S. 26–27

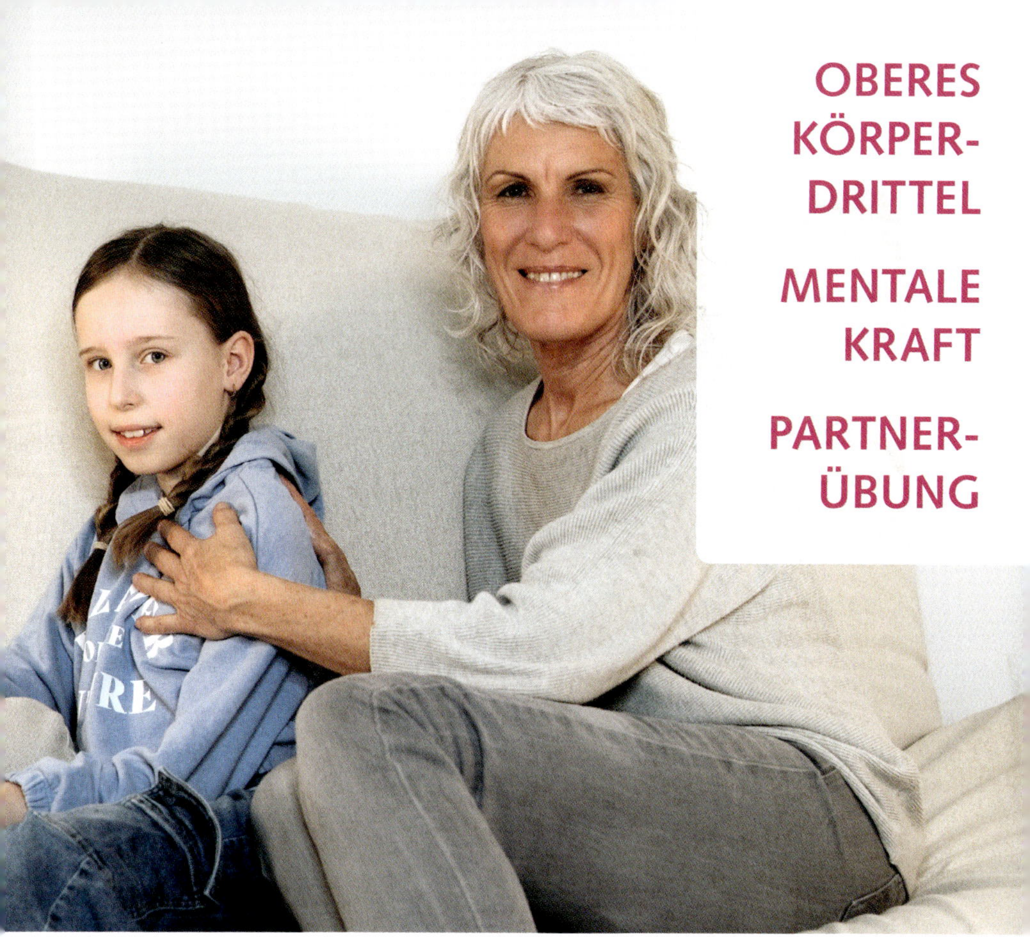

OBERES KÖRPER-DRITTEL

MENTALE KRAFT

PARTNER-ÜBUNG

Nutze diese Ström-Übung auch bei/für

- Selbstbewusstsein, Geisteskraft
- Immunsystem, Hormonsystem
- Schock, Panik, Trauer, Schuldgefühle, innere Unruhe

Zusätzlich empfohlene Übungen

Körperliche Kraft S. 26–27

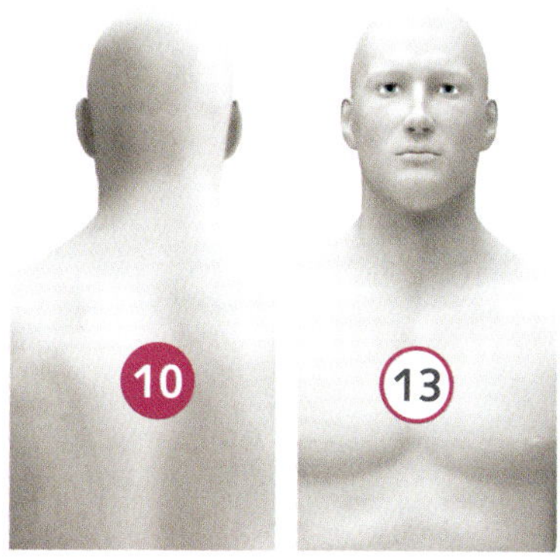

Linke Hand
Mitte 13

Rechte Hand
Mitte 10

MITTLERES KÖRPER-DRITTEL

VERDAUUNGS-KRAFT

VARIANTE 1

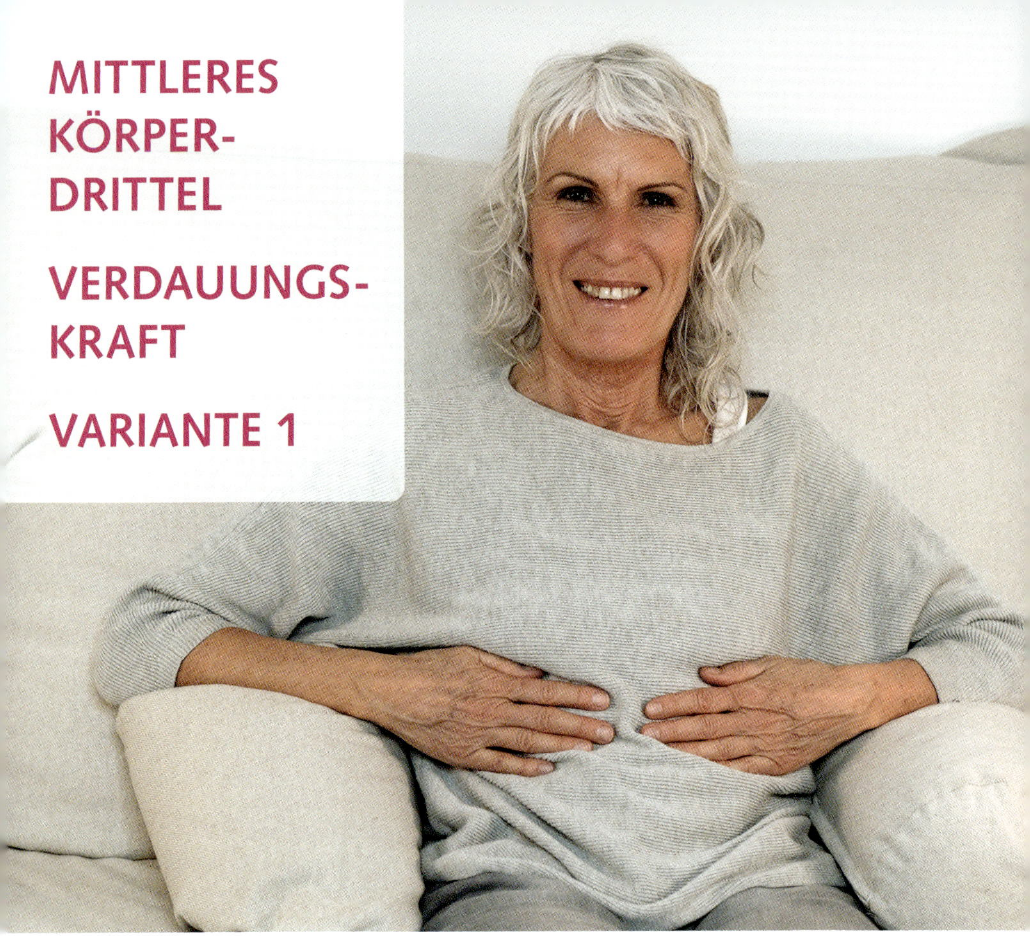

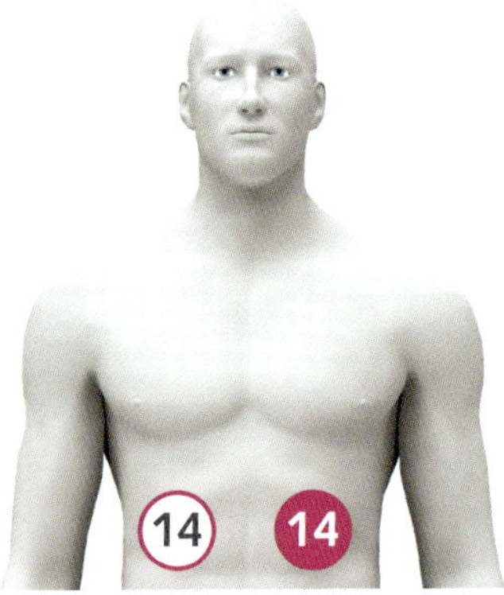

Linke Hand
linke 14

Rechte Hand
rechte 14

Nutze diese Ström-Übung auch bei/für

- Verdauen, verarbeiten und loslassen
- Körperliche Verdauungskraft
- Emotionale Ausgeglichenheit
- Ein- und Durchschlafen

Zusätzlich empfohlene Übungen

Daumen und Mittelfinger einzeln halten S. 18

MITTLERES KÖRPER-DRITTEL

VERDAUUNGS-KRAFT

VARIANTE 2

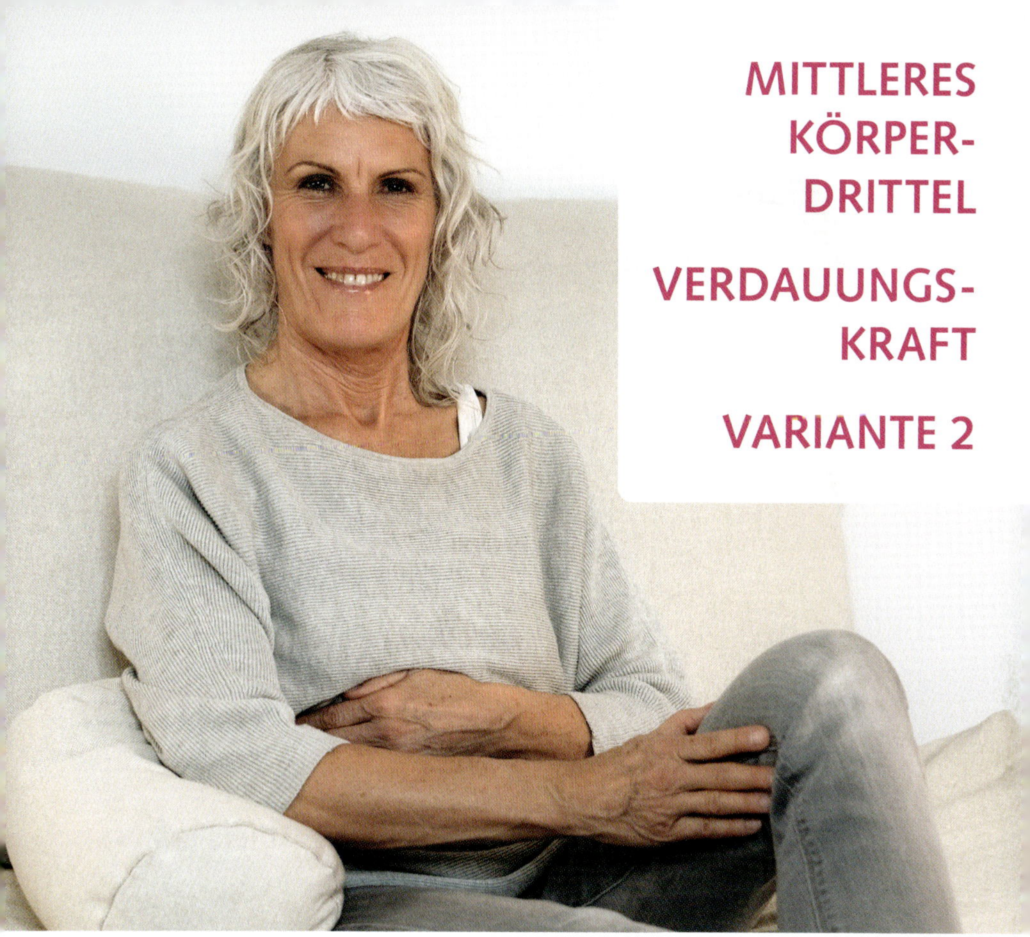

Nutze diese Ström-Übung auch bei/für

- Verdauen, verarbeiten und loslassen
- Körperliche Verdauungskraft
- Emotionale Ausgeglichenheit
- Ein- und Durchschlafen

Zusätzlich empfohlene Übungen

Daumen und Mittelfinger einzeln halten S. 18

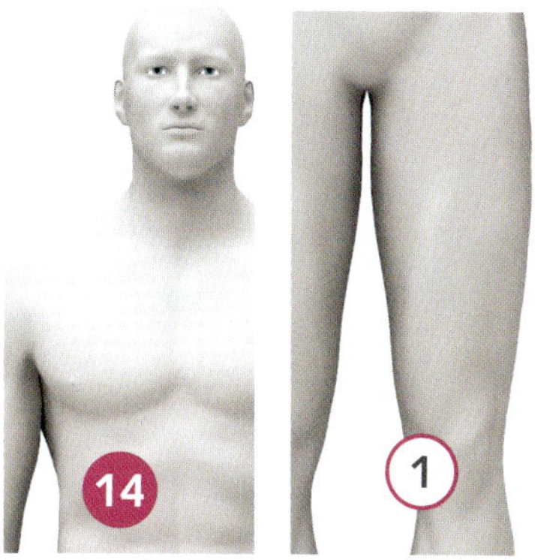

Linke Hand rechte 14

Rechte Hand linke 1

UNTERES KÖRPER-DRITTEL

KÖRPERLICHE KRAFT

VARIANTE 1

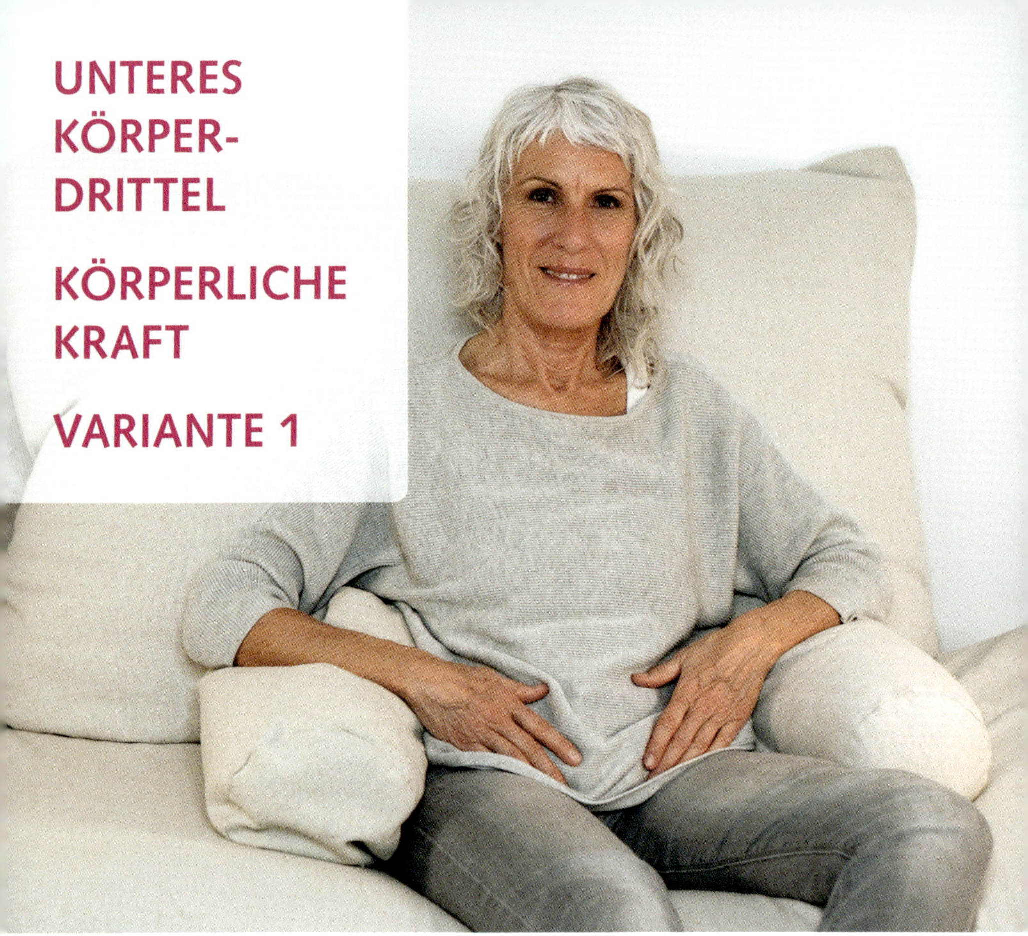

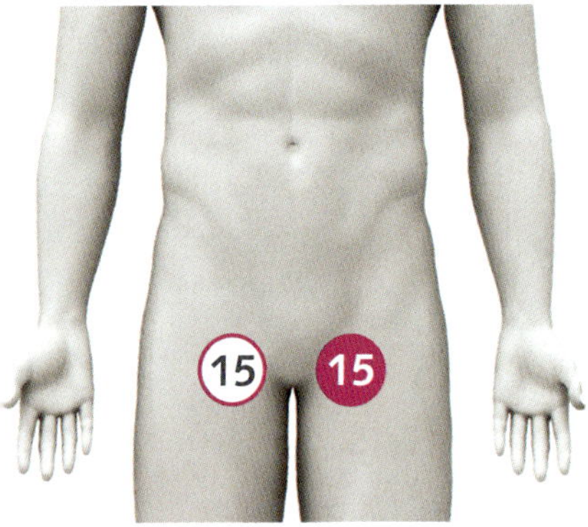

Linke Hand linke 15

Rechte Hand rechte 15

Nutze diese Ström-Übung auch bei/für

- Physische und körperliche Erschöpfung
- Lebensfreude und Kraft, Sexualität
- Beine, Knie, Krampfadern
- Knochensubstanz

Zusätzlich empfohlene Übungen

Handgelenk halten

UNTERES KÖRPER-DRITTEL

KÖRPERLICHE KRAFT

VARIANTE 2

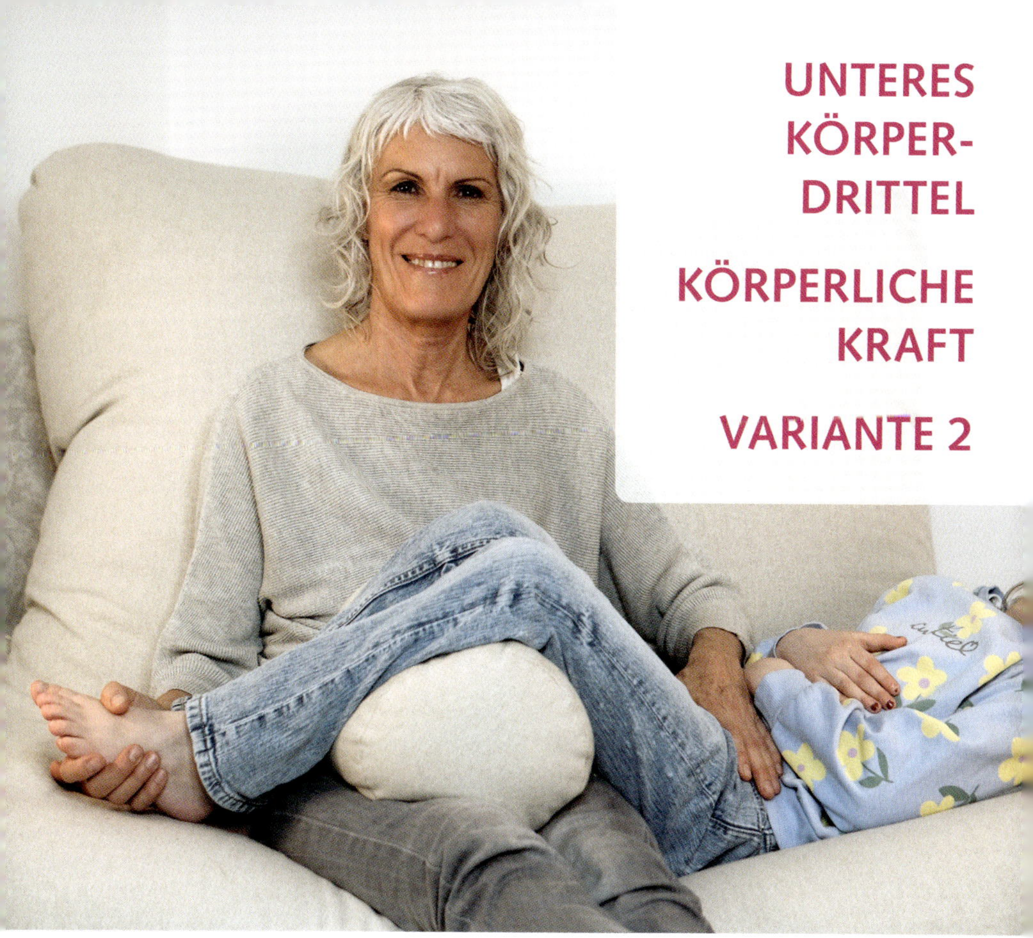

Nutze diese Ström-Übung auch bei/für

- Physische und körperliche Erschöpfung
- Lebensfreude und Kraft, Sexualität
- Beine, Knie, Krampfadern
- Knochensubstanz

Zusätzlich empfohlene Übungen

Handgelenk halten

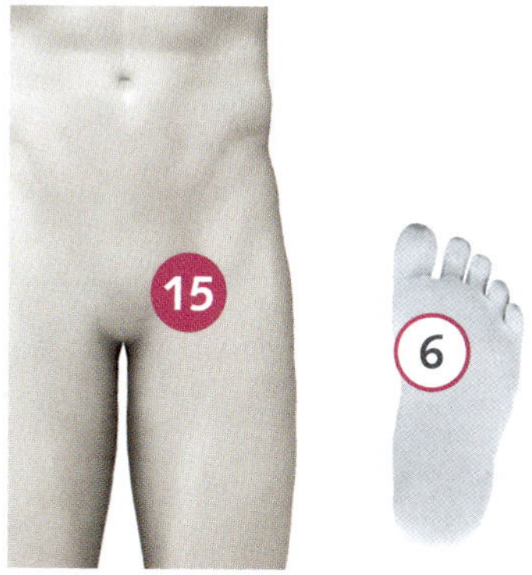

Linke Hand
linke 15

Rechte Hand
linke 6

ENTSPANNEN UND STRESS LÖSEN

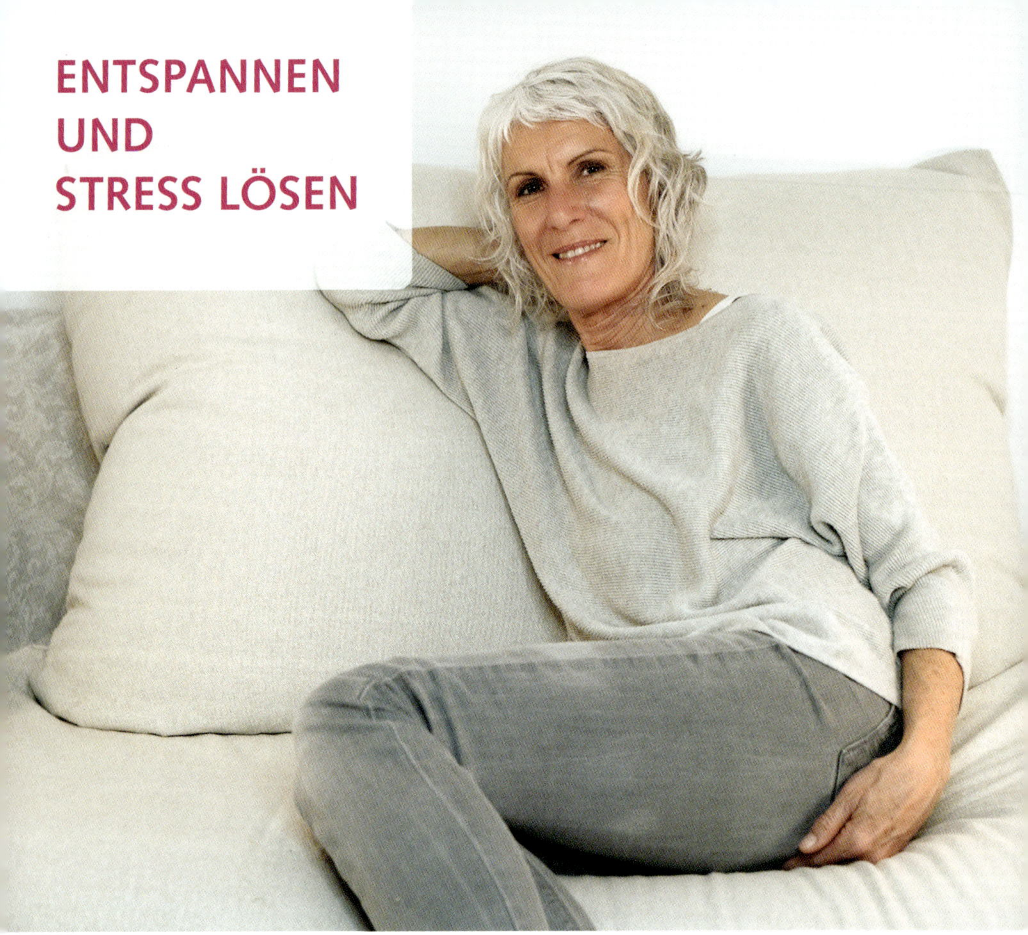

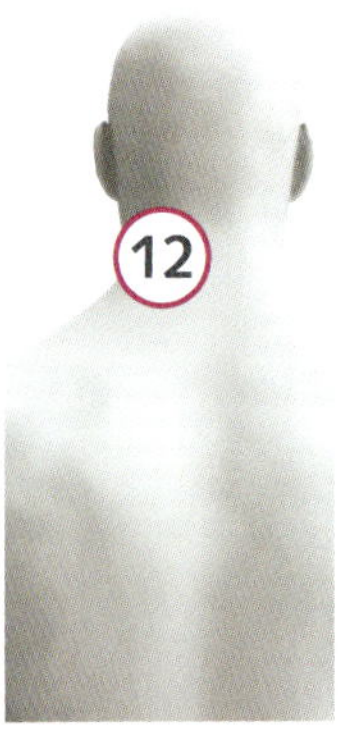

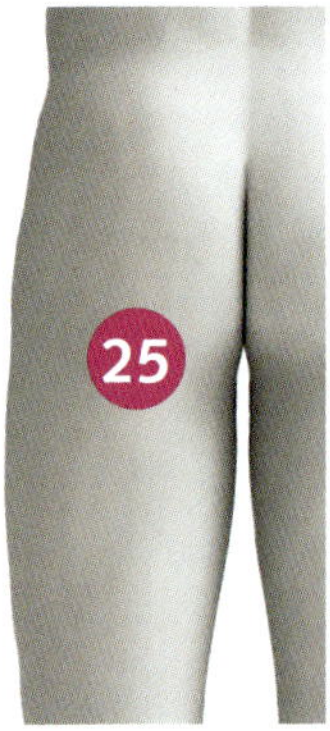

Linke Hand
linke 25

Rechte Hand
linke 12

Nutze diese Ström-Übung auch bei/für

- Ängste, Unsicherheit, Perfektionismus
- Regeneration, Erholungsfähigkeit
- Vertrauen in das Leben gewinnen

Zusätzlich empfohlene Übungen

Zeigefinger halten S. 18

ABSCHALTEN UND ENTSPANNEN

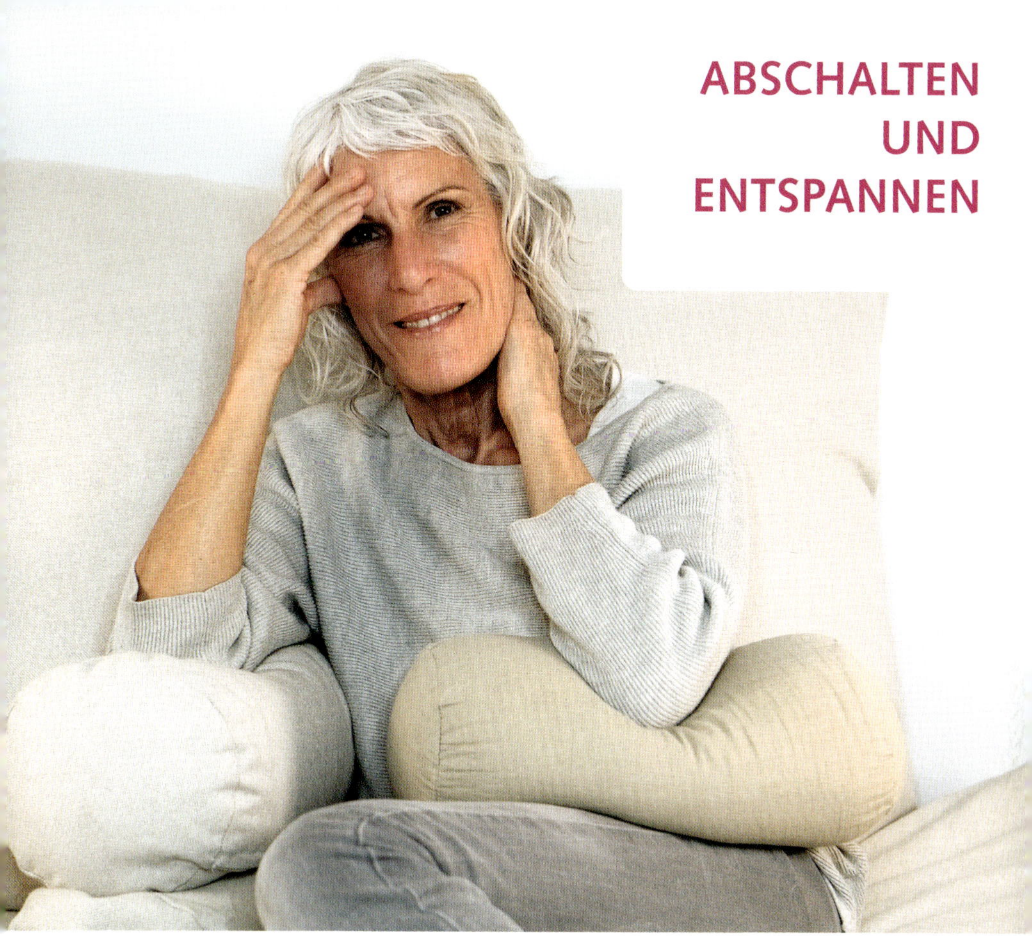

Nutze diese Ström-Übung auch bei/für

- Ungeduld, Ärger, Wut
- Entscheidungsfähigkeit, Klarheit
- Inspiration für neue Ideen und Visionen

Zusätzlich empfohlene Übungen

Mittelfinger halten S. 18

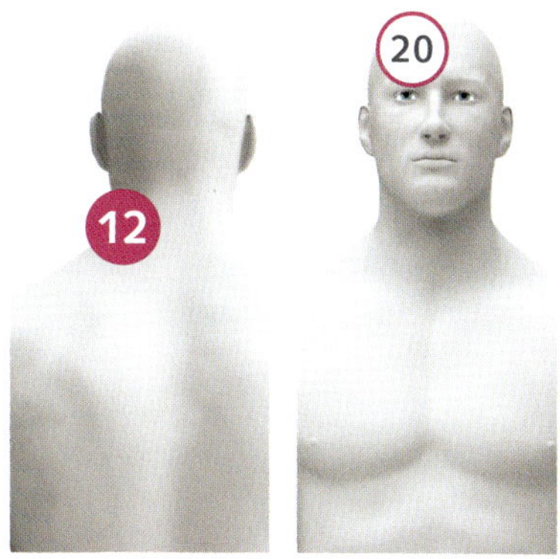

Linke Hand linke 12

Rechte Hand linke 20

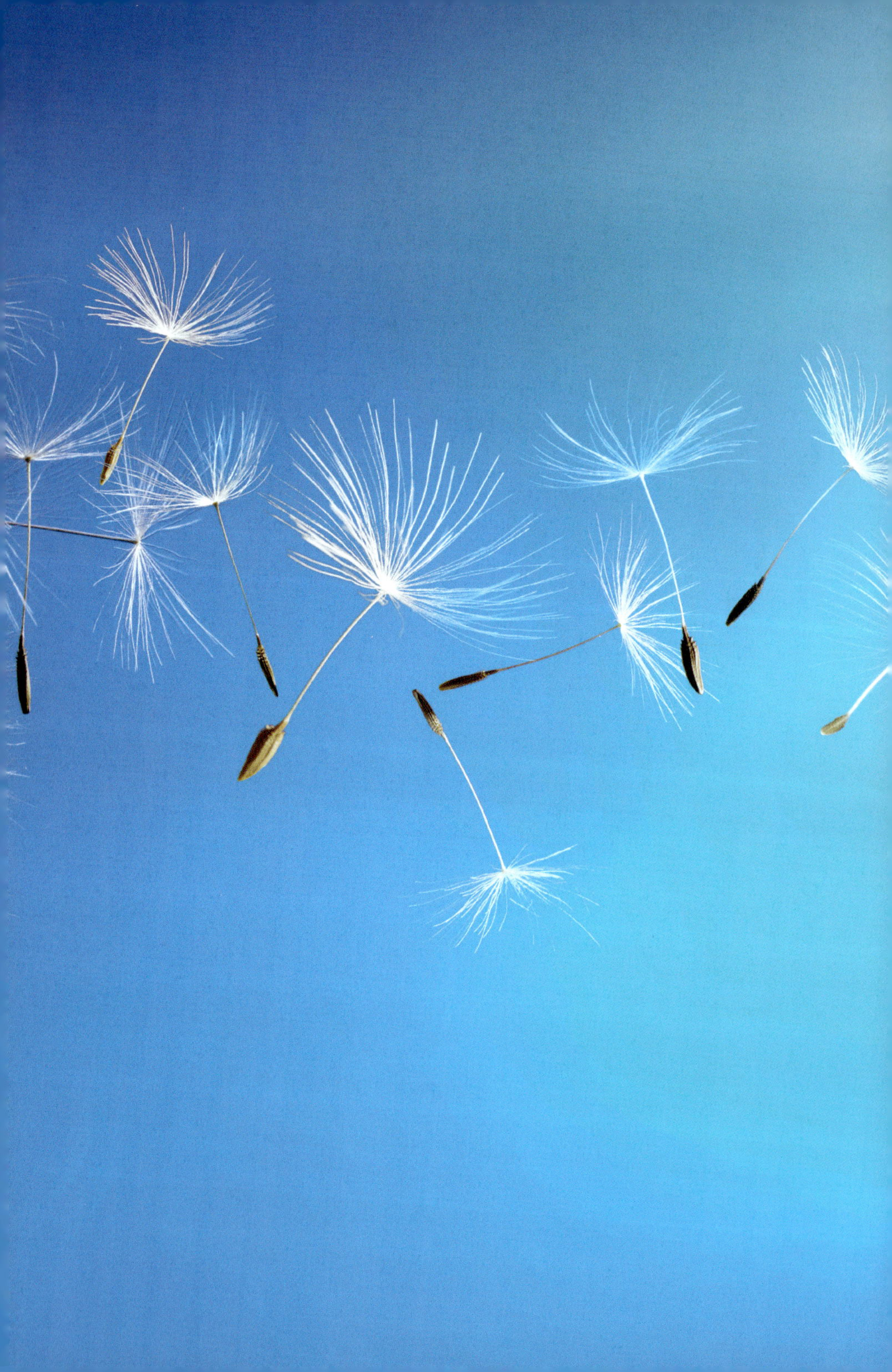

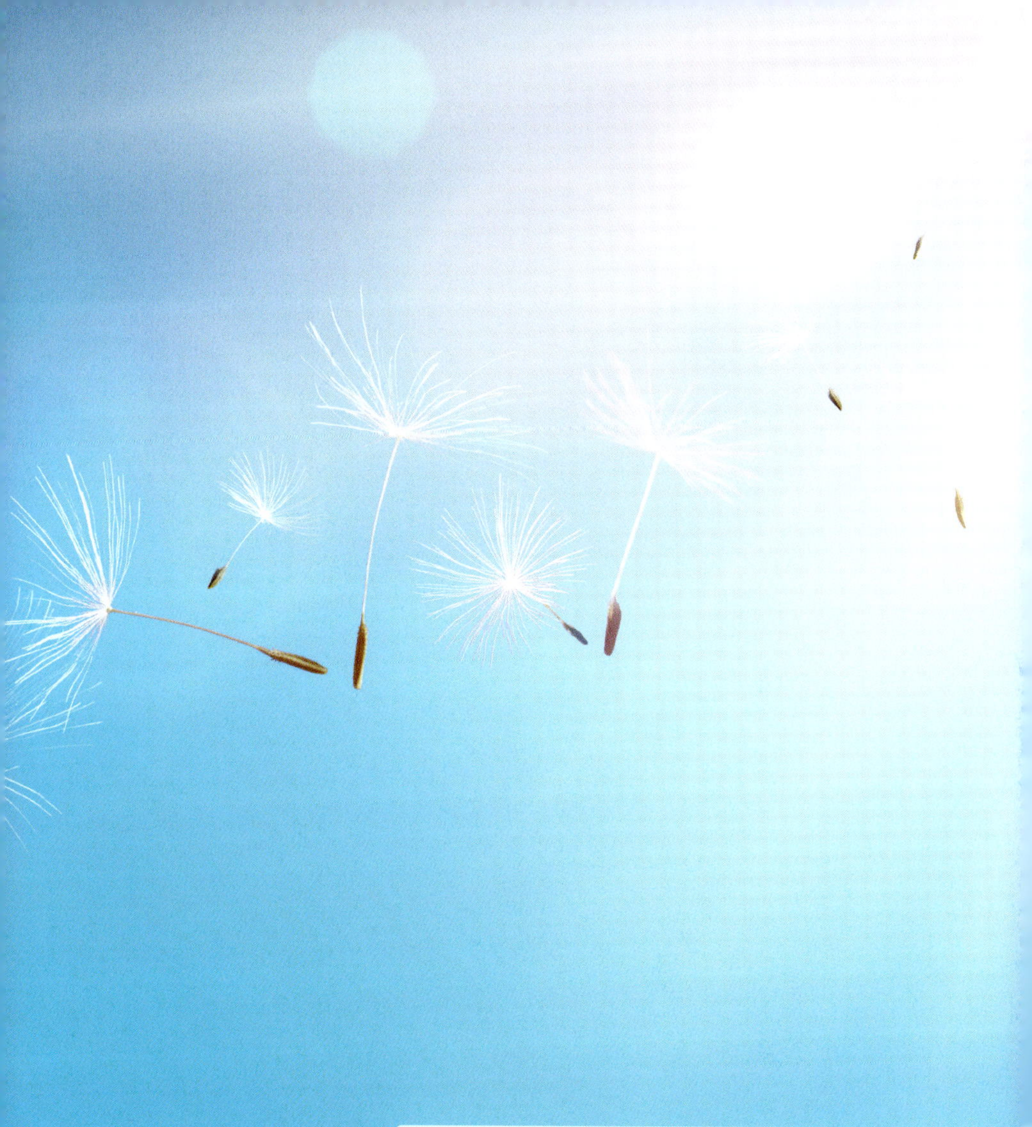

STRÖM-ÜBUNGEN FÜR ERHOLSAME PAUSEN

MENTALE BALANCE

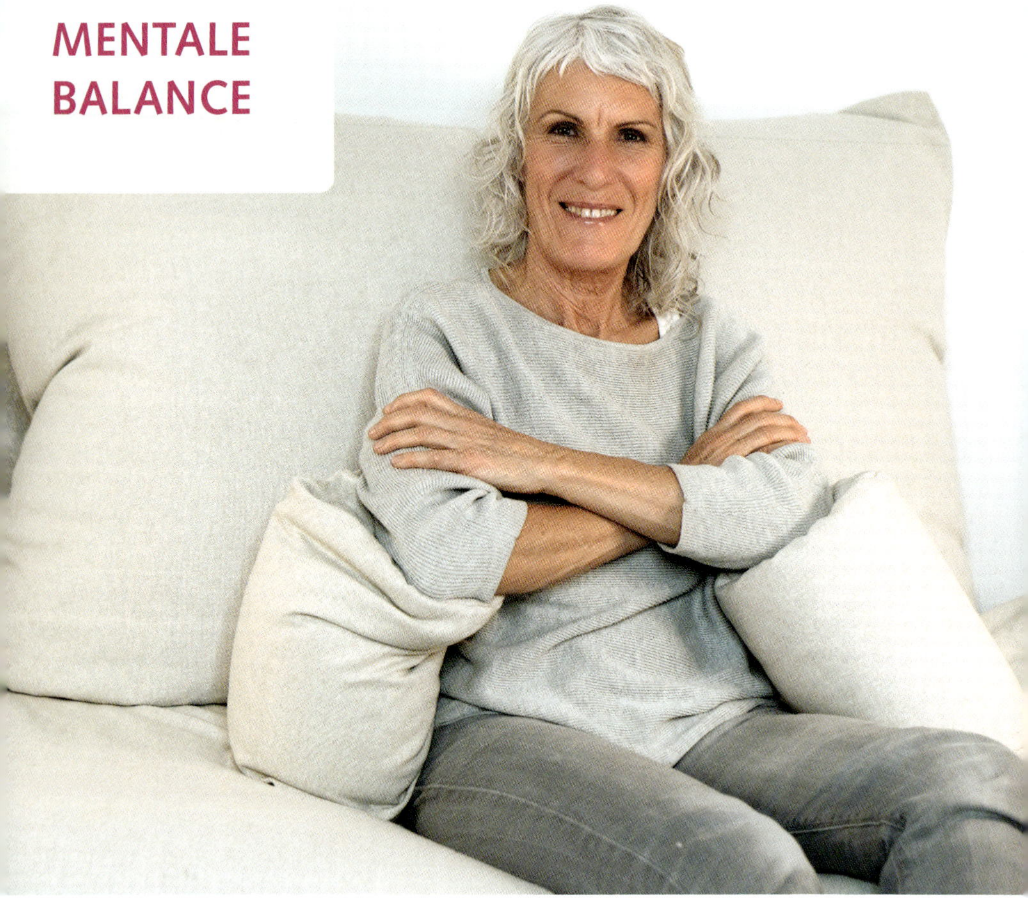

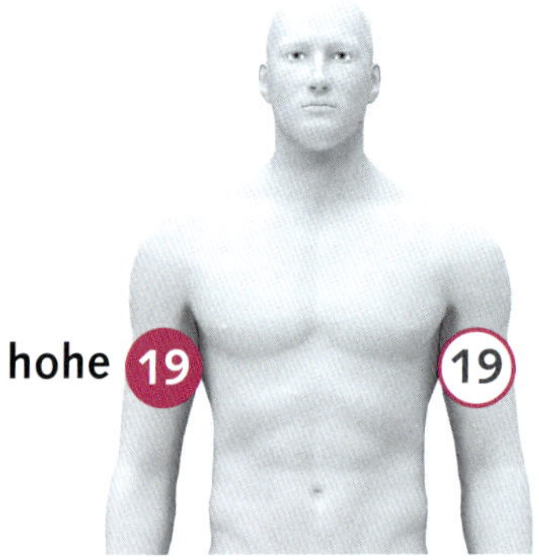

Linke Hand rechte hohe 19

Rechte Hand linke hohe 19

Nutze diese Ström-Übung auch bei/für

- Selbstbewusstsein, emotionale Ausgeglichenheit
- Geisteskraft, Kreativität
- Durchatmen und Entspannen

Zusätzlich empfohlene Übungen

Mentale Kraft S. 22–23

IN DER MITTE RUHEN

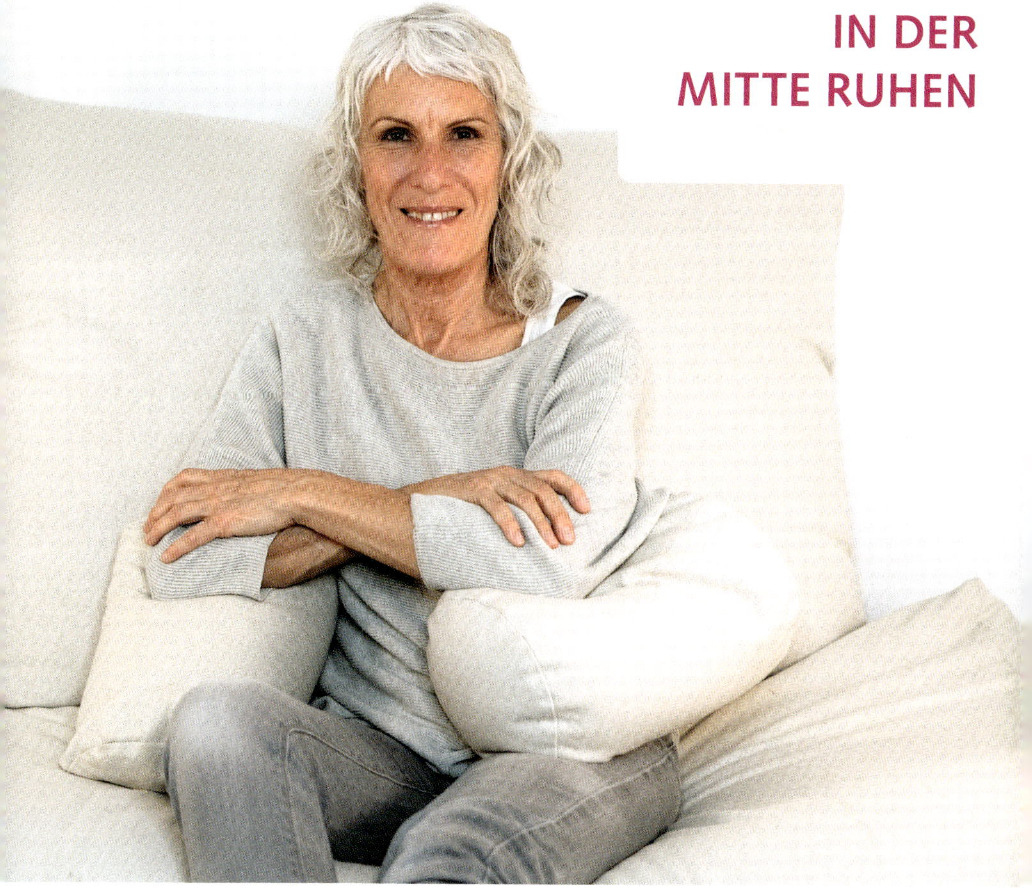

Nutze diese Ström-Übung auch bei/für

- Selbst-Kompetenz
- Bauchgefühl, inneres Gleichgewicht
- Natürliche Autorität und Führung

Zusätzlich empfohlene Übungen

Verdauungskraft S. 24–25

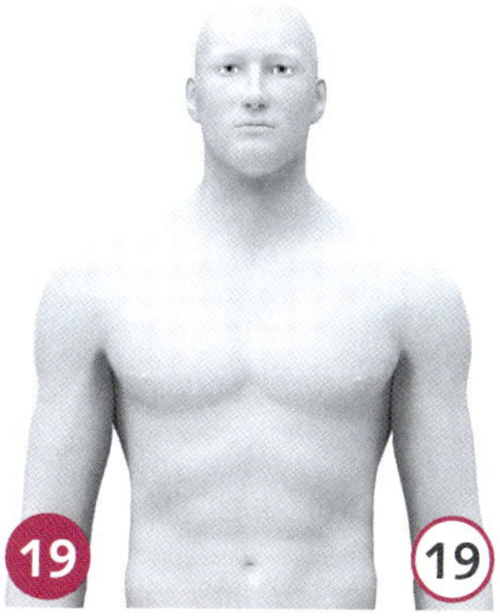

Linke Hand rechte 19

Rechte Hand linke 19

REGENERIEREN UND KRAFT TANKEN

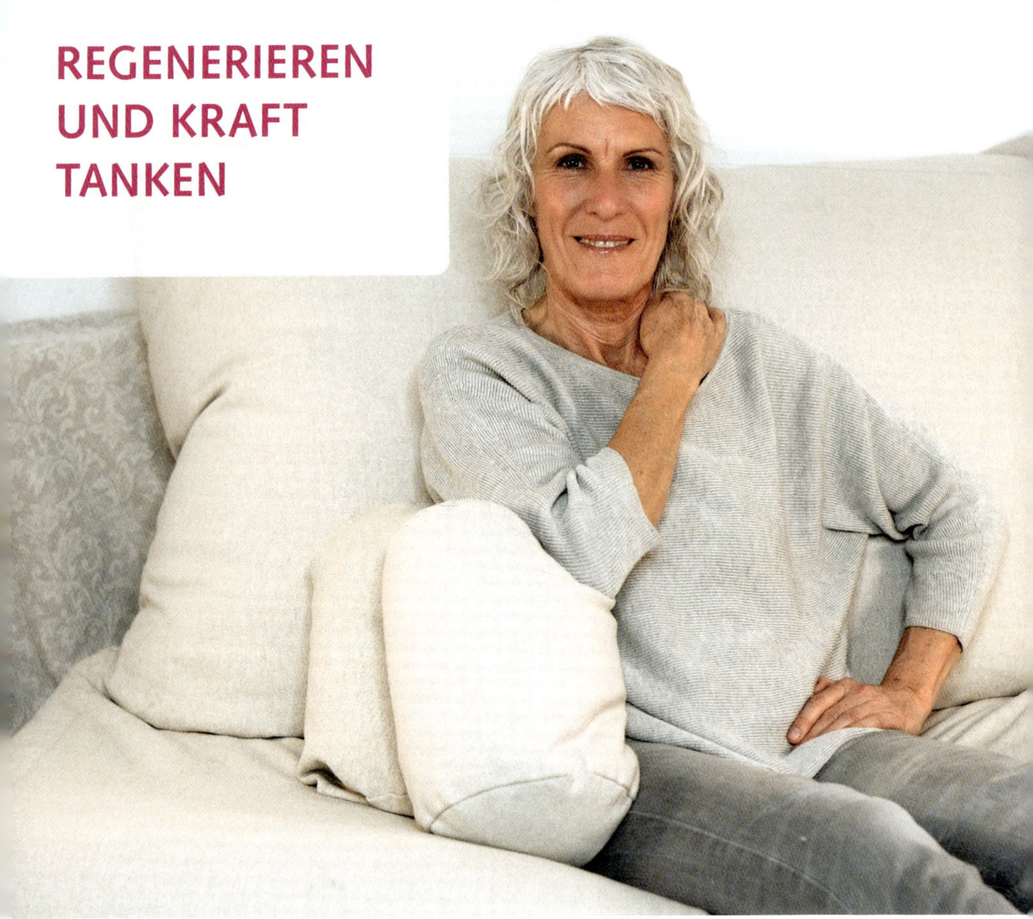

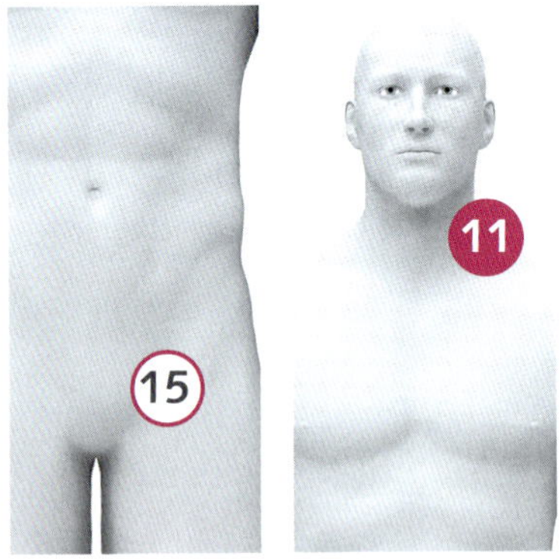

Linke Hand linke 15

Rechte Hand linke 11

Nutze diese Ström-Übung auch bei/für

- Rückenschmerzen, Nackenspannungen
- Last von den Schultern lösen, Aktivität
- Regeneration bei sitzenden Tätigkeiten

Zusätzlich empfohlene Übungen

Beide Energietore 15 halten

ERHOLEN UND RUHE TANKEN

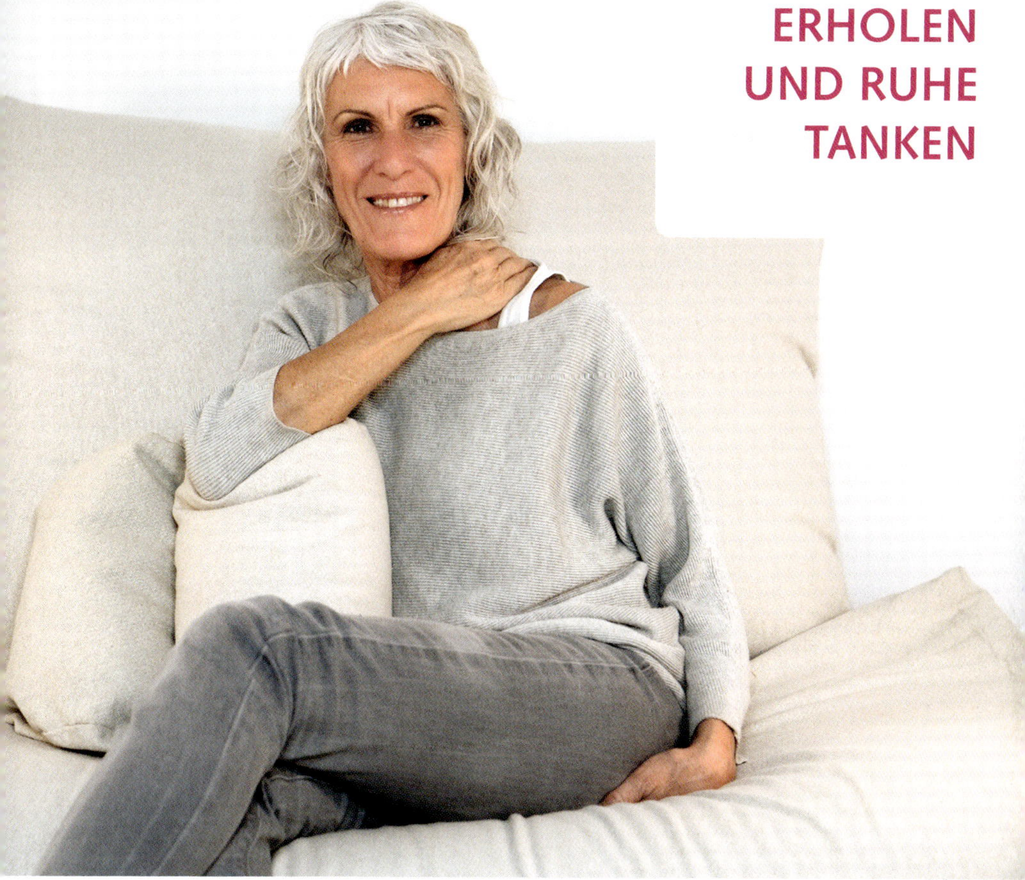

Nutze diese Ström-Übung auch bei/für

- Rückenschmerzen, Nackenspannungen
- Schulterverspannungen, Ruhe
- Erholung bei sitzenden Tätigkeiten

Zusätzlich empfohlene Übungen

Beide Energietore 25 halten

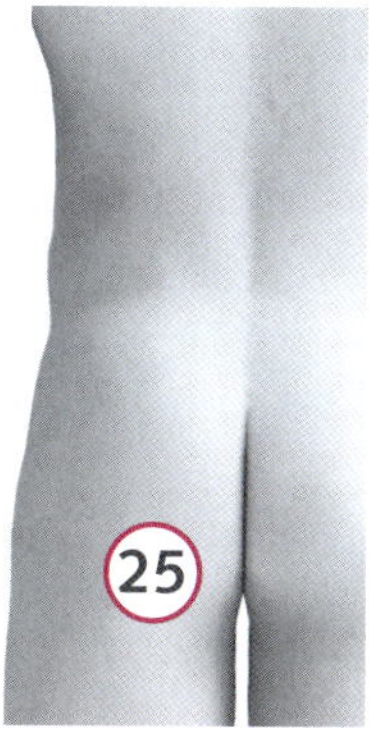

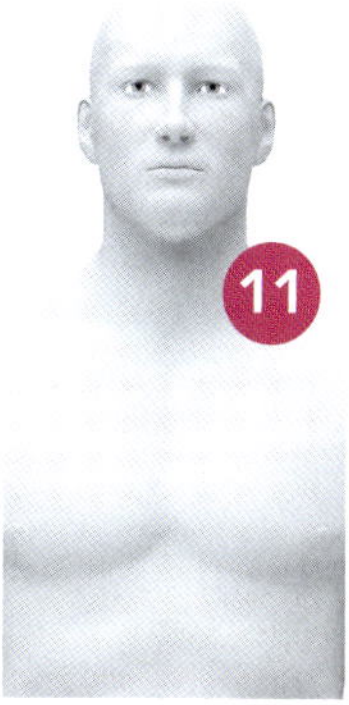

Linke Hand linke 25

Rechte Hand linke 11

DEN KOPF NEU ORDNEN

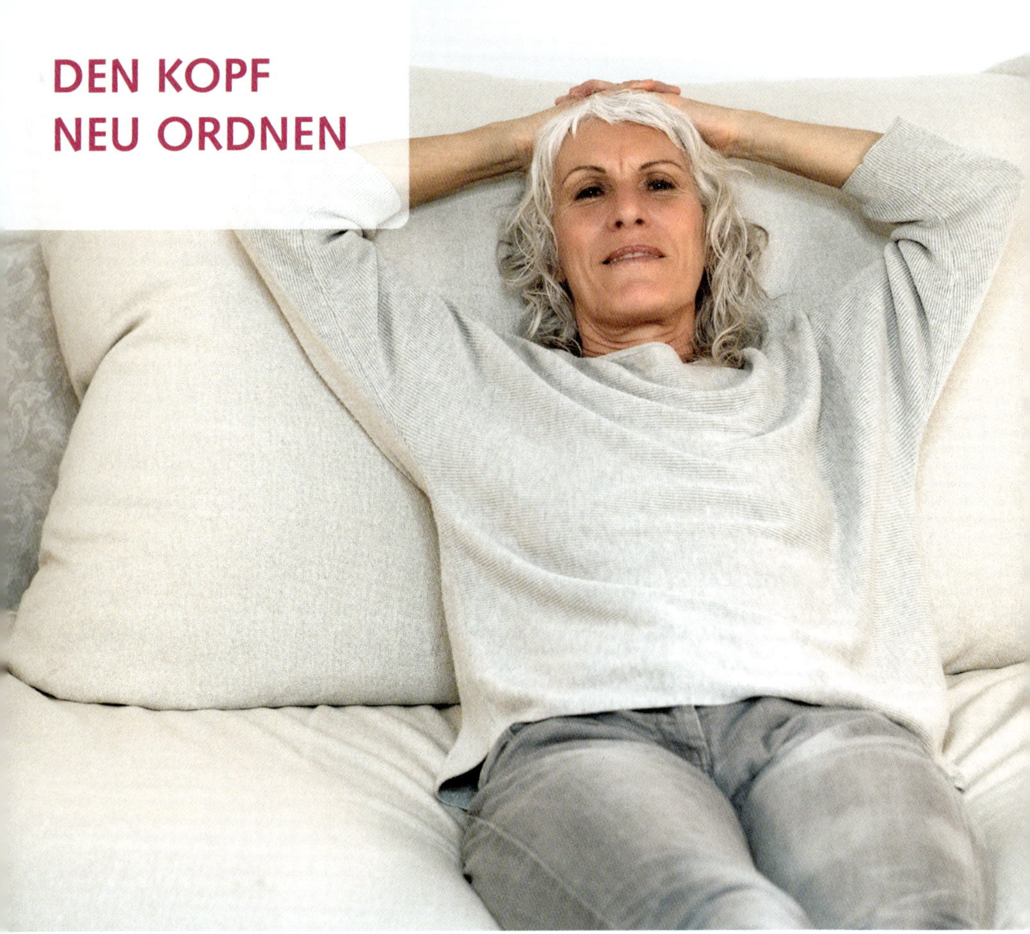

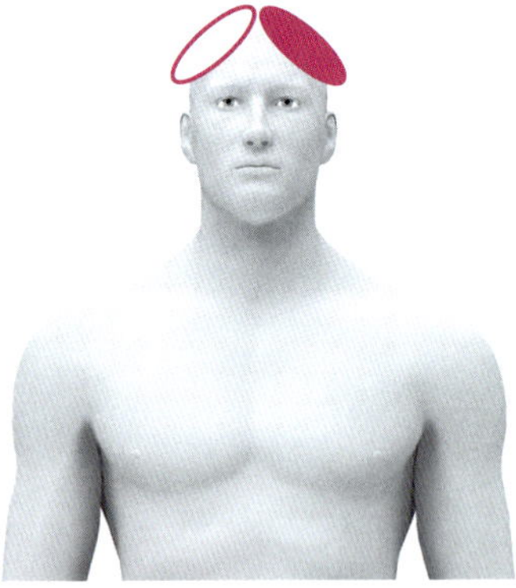

Linke Hand
li vom Scheitel

Rechte Hand
re vom Scheitel

Nutze diese Ström-Übung auch bei/für

- Übersicht bewahren
- Extreme Müdigkeit
- Erschöpfungszustände
- Strahlenbelastung von Computer, Handy ...

Zusätzlich empfohlene Übungen

„Die Mitte stärken“ (1. Schritt) S. 20

ÜBERBLICK BEWAHREN

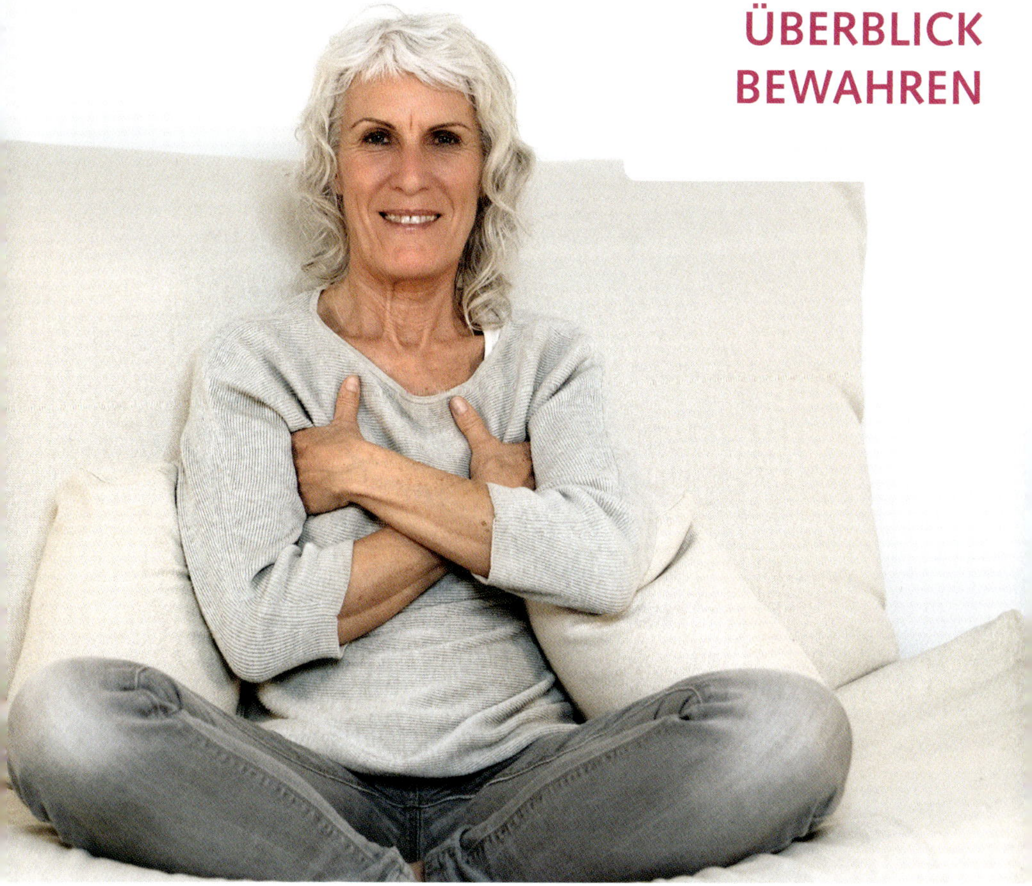

Nutze diese Ström-Übung auch bei/für

- Wärmt Hände und Füße, Metaebene
- Inneres Zurücklehnen und Perspektivenwechsel
- Löst innere Unruhe und Unbehagen
- Nervosität

Zusätzlich empfohlene Übungen

Kleinen Finger und Handmitte einzeln halten S. 18

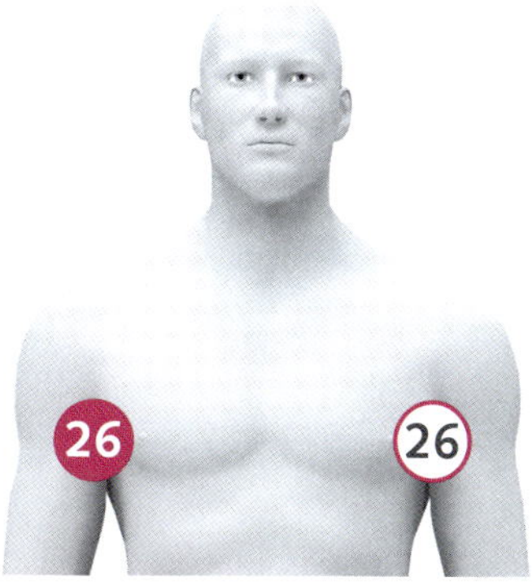

Linke Hand rechte 26

Rechte Hand linke 26

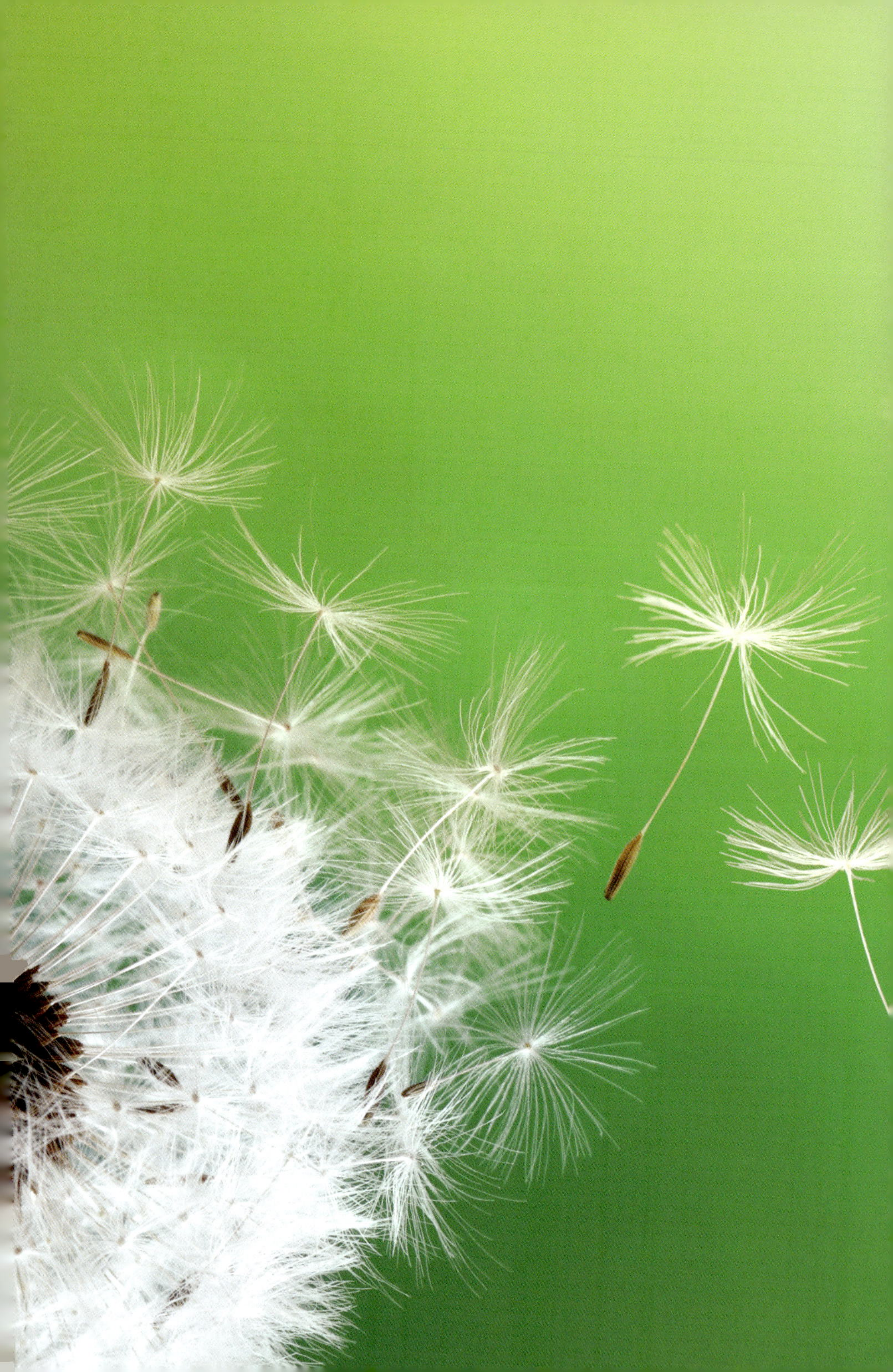

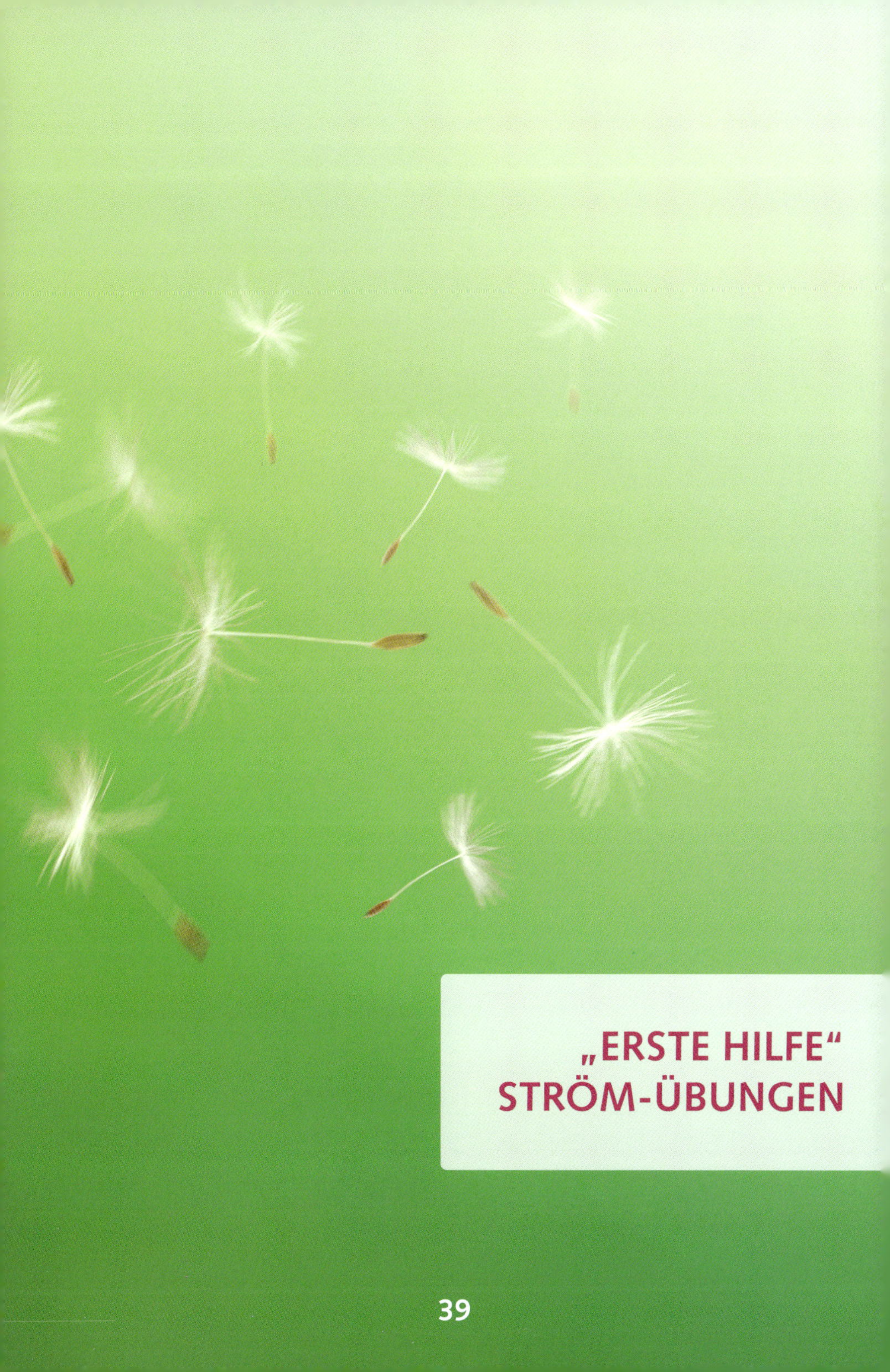

„ERSTE HILFE" STRÖM-ÜBUNGEN

STRÖM-PINZETTE

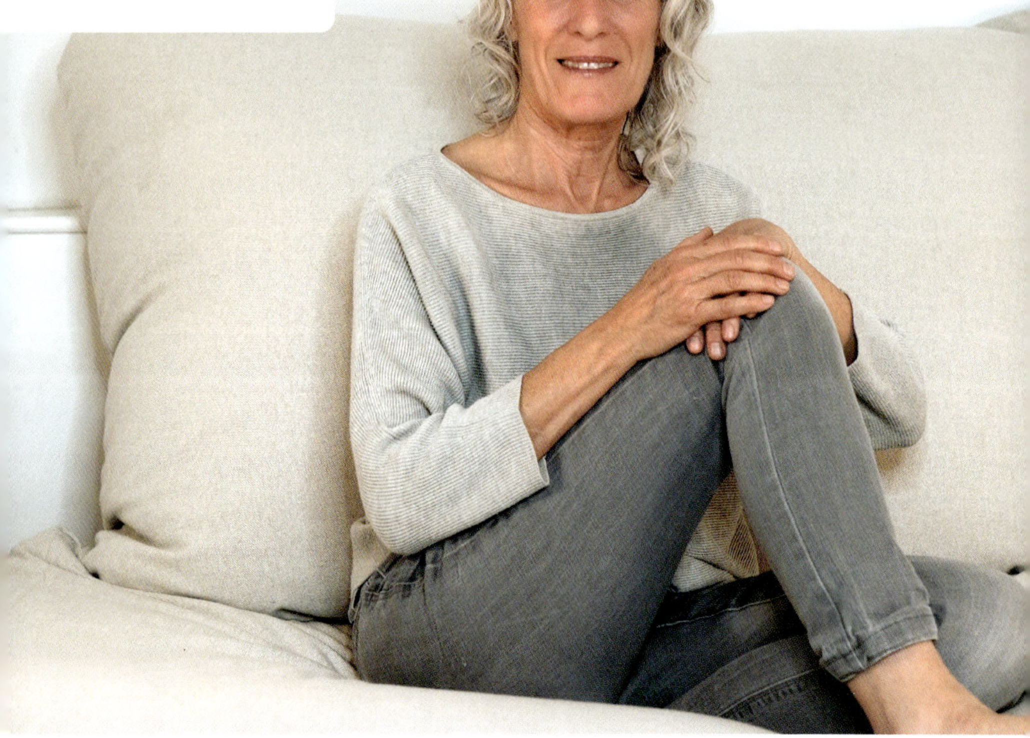

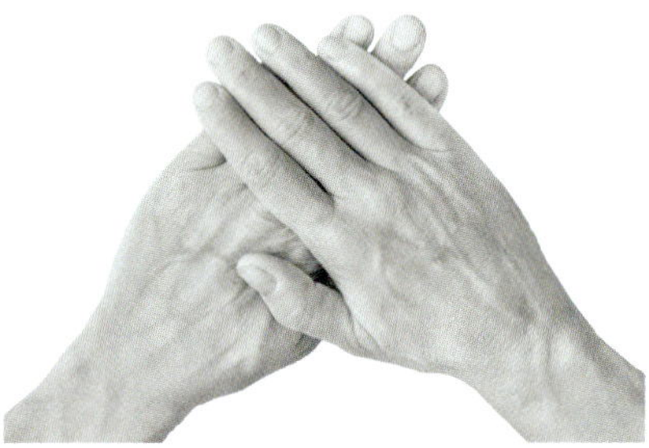

Linke Hand auf die Wunde

Rechte Hand auf linke Hand

Diese Ström-Übung hilft auch bei/für

- Insektenstiche, Warzen
- Schiefer, Splitter, Fremdkörper
- Eiterungen, Entzündungen

Zusätzlich empfohlene Übungen

Daumen und Ringfinger einzeln halten S. 18, Narbenheilung S. 42

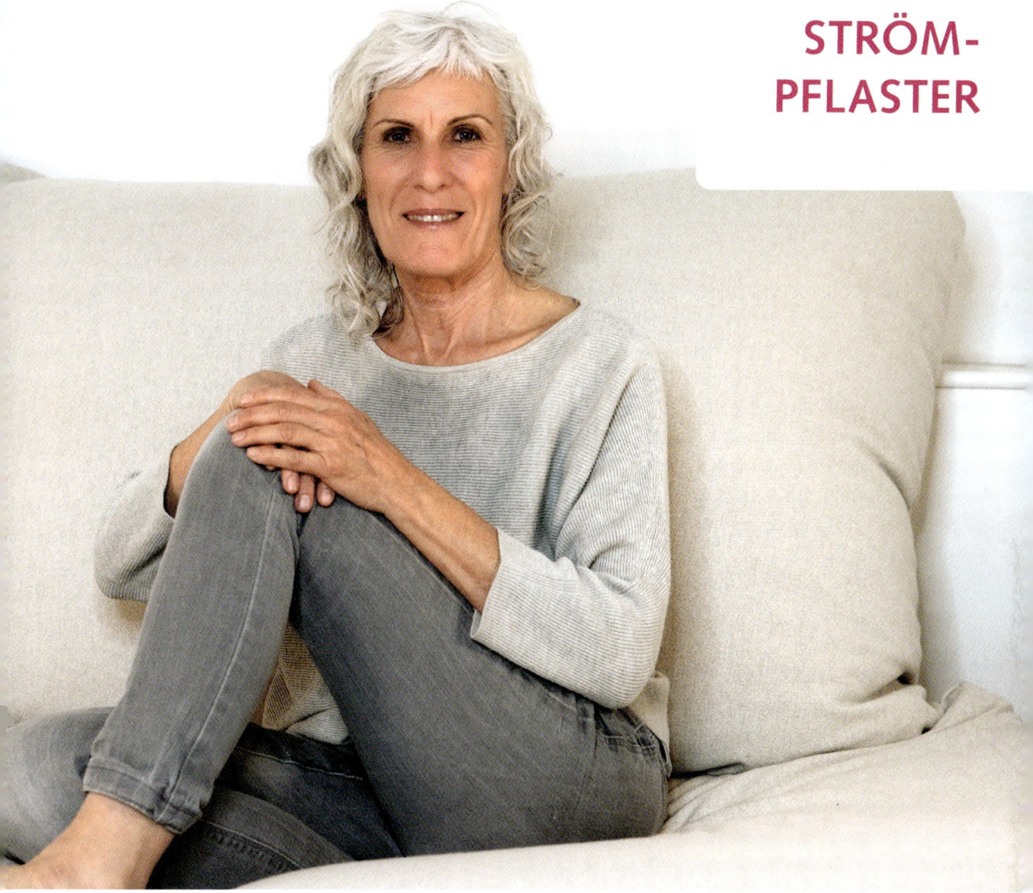

STRÖM-PFLASTER

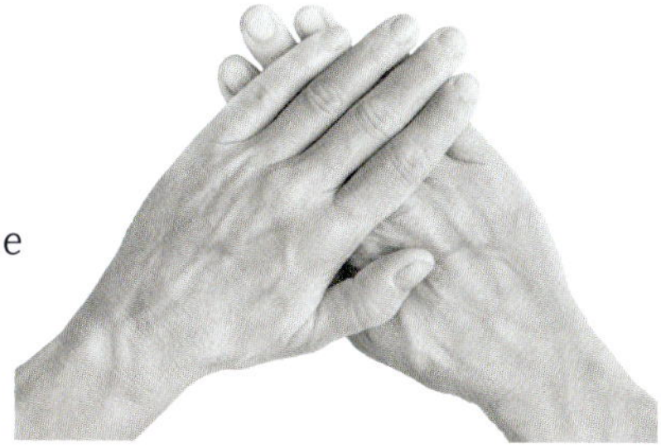

Linke Hand auf rechte Hand

Rechte Hand auf die Wunde

Diese Ström-Übung hilft auch bei/für

- Frische Wunden, Operationsnarben
- Zahnbehandlungen
- Knochenbrüche, Prellungen, offene Beine
- Verbrennungen, Sonnenbrand

Zusätzlich empfohlene Übungen

Daumen und Ringfinger einzeln halten S. 18, Narbenheilung S. 42

NARBEN-HEILUNG

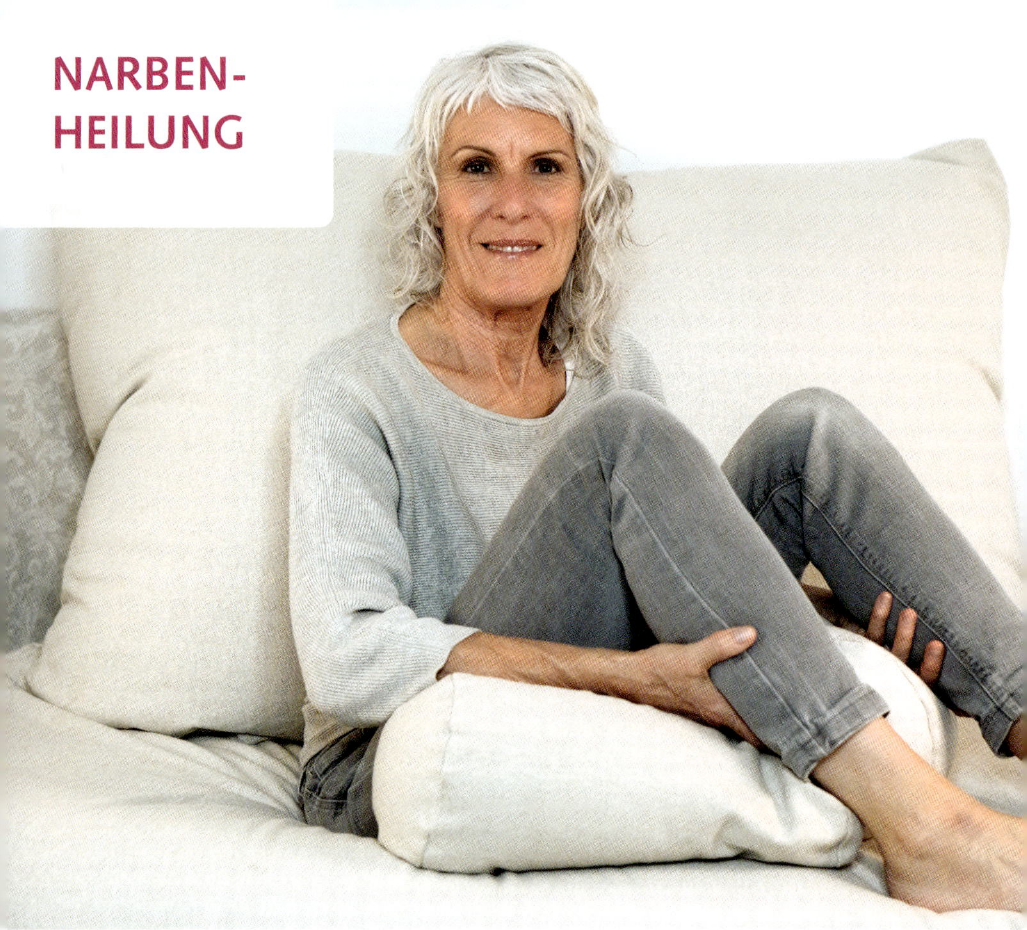

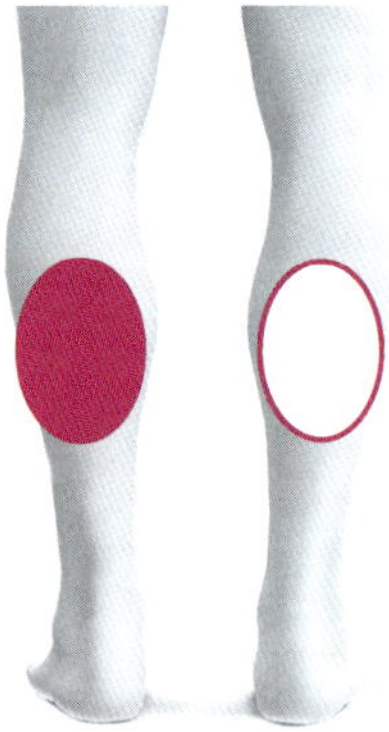

Linke Hand linke Wade

Rechte Hand rechte Wade

Nutze diese Ström-Übung auch bei/für

- Verbrennungen, Fieber
- Sonnenbrand, Sonnenstich,
- Gewebebildung bei Wunden und Narben
- Haut- und Bindegewebsstörungen

Zusätzlich empfohlene Übungen

„Ström-Pflaster" S. 41

DURCHATMEN UND BERUHIGEN

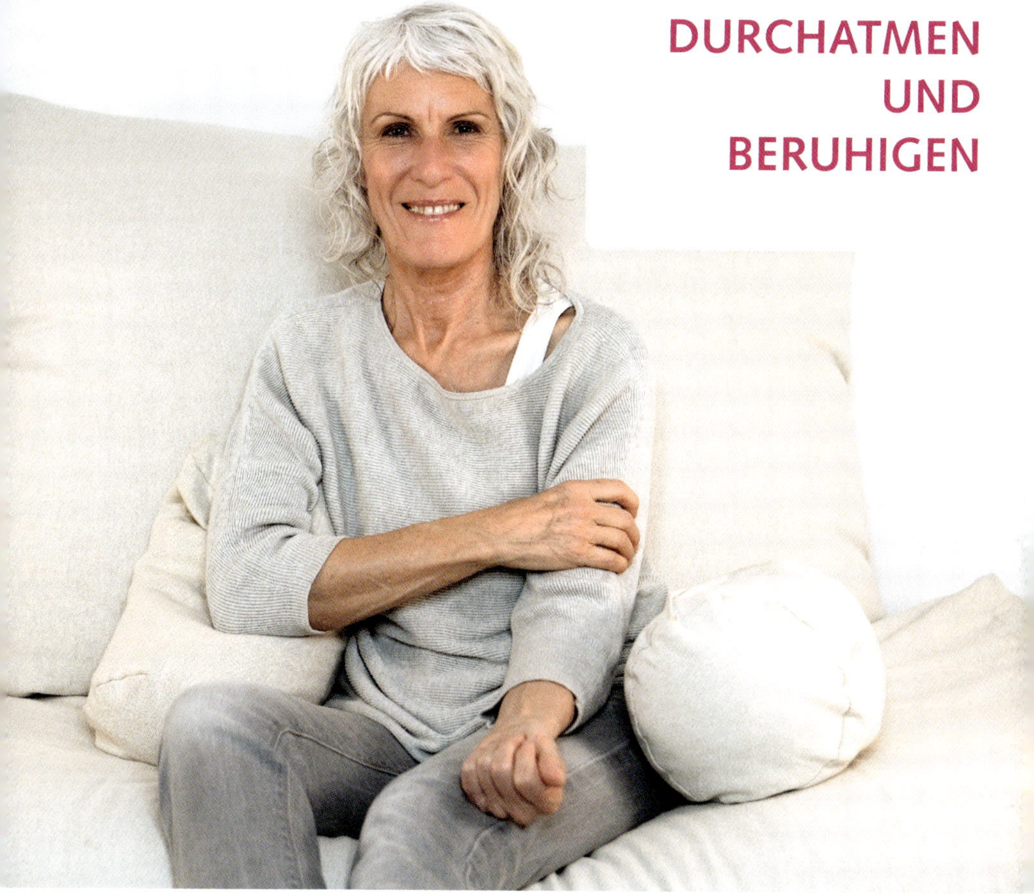

Nutze diese Ström-Übung auch bei/für

- Panik, Aufregung
- Druck von der Brust lösen, Asthma
- Entlastung des Herzens

Zusätzlich empfohlene Übungen

beide Oberarme verschränkt halten

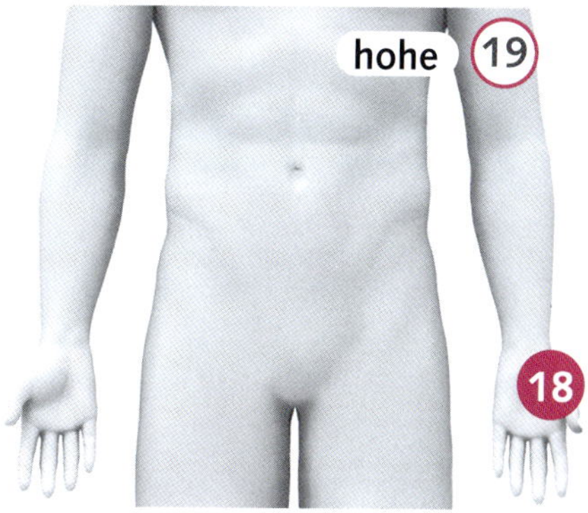

Linke Hand
linke 18

Rechte Hand
linke hohe 19

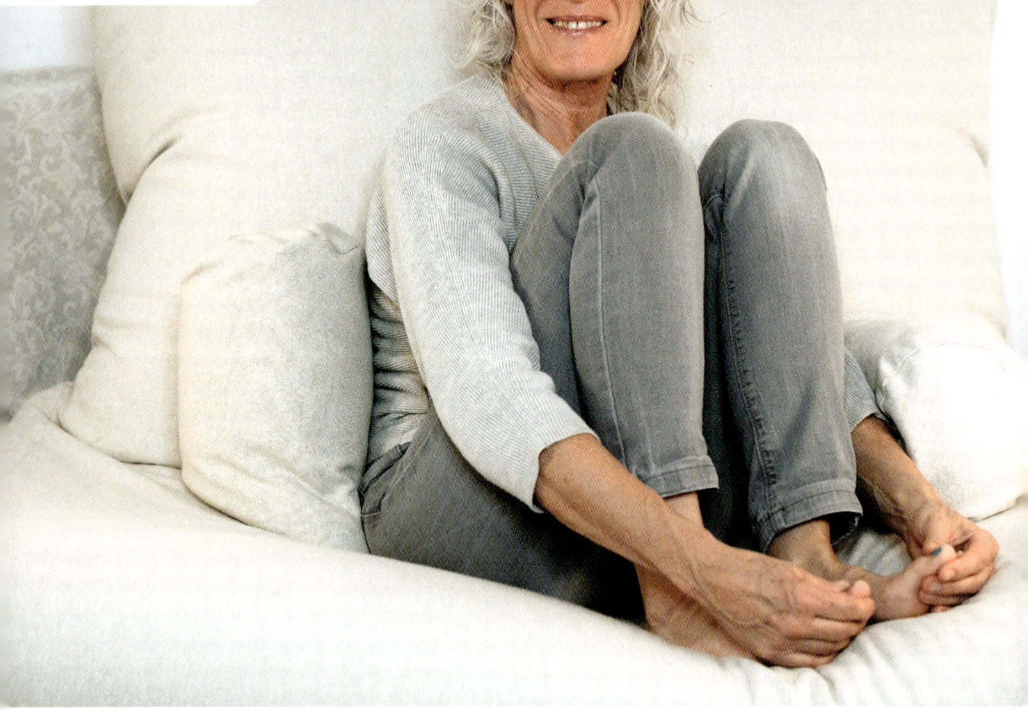

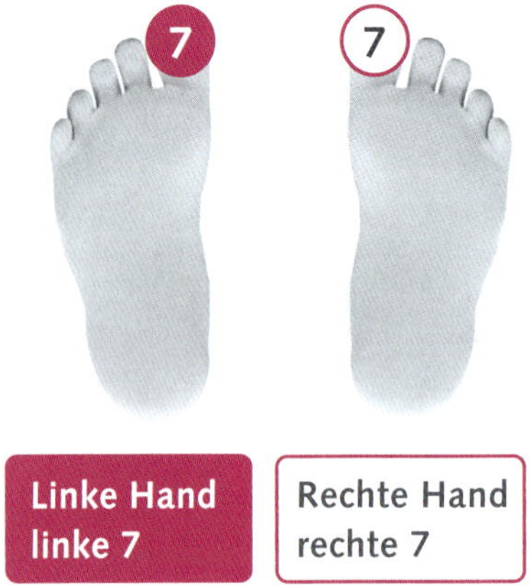

Nutze diese Ström-Übung auch bei/für

- Lebenskraft stärken
- Kopfschmerzen, Schwindel, Epilepsie
- Sonnenstich, Ohnmacht, Koma

Zusätzlich empfohlene Übungen

Durchatmen & beruhigen S. 43

SCHMERZ STOPP

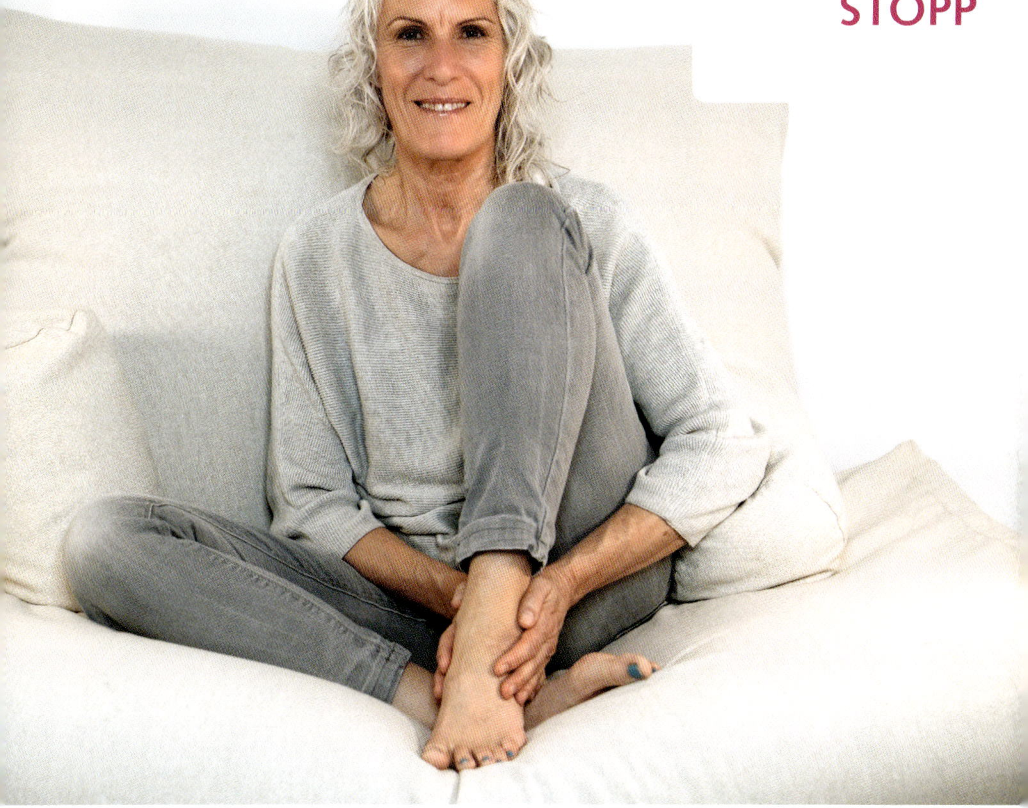

Nutze diese Ström-Übung auch bei/für

- Stagnationen lösen (bei allen Schmerzen)
- Achillessehne, Fersensporn
- Fußgelenk (ständiges Einknicken)
- Steifheit in den Gelenken, Rheuma

Zusätzlich empfohlene Übungen

Mittelfinger halten S. 18

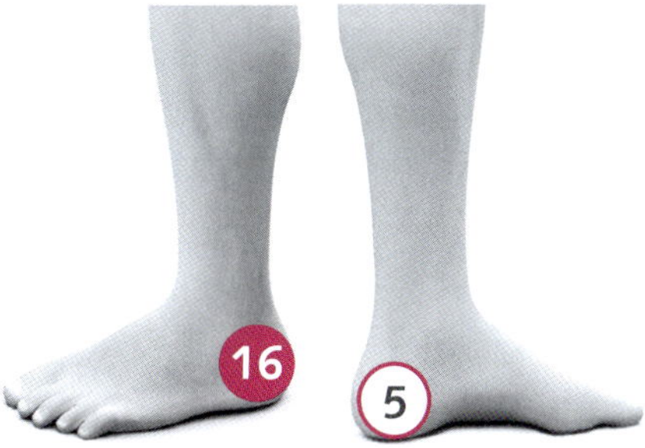

Linke Hand linke 16

Rechte Hand linke 5

ASTHMA
ATEMNOT

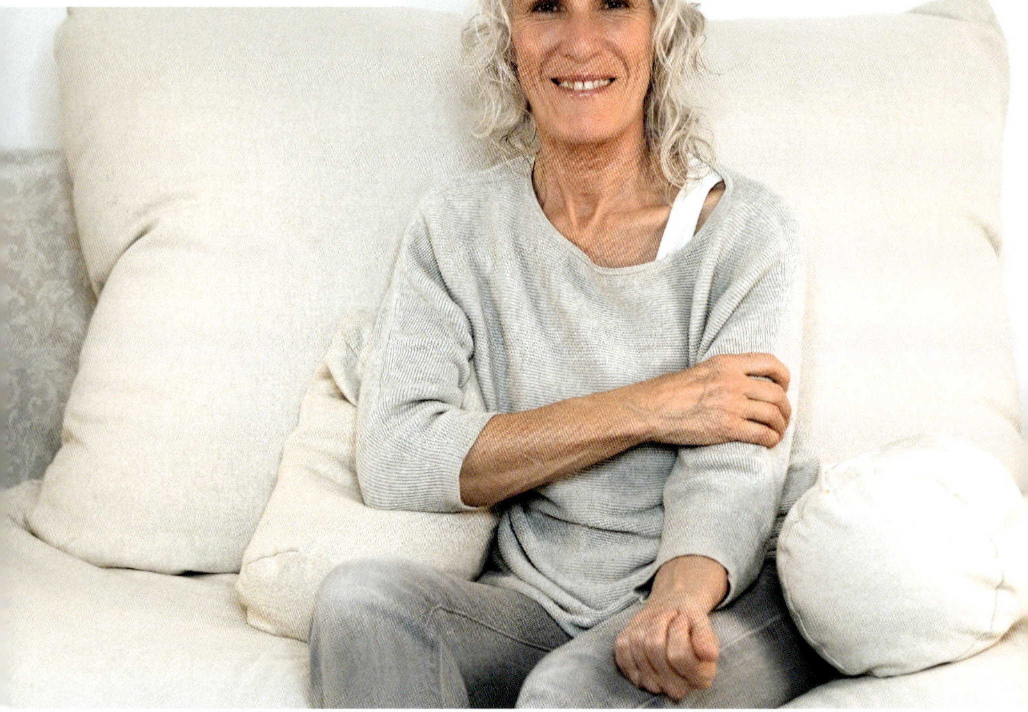

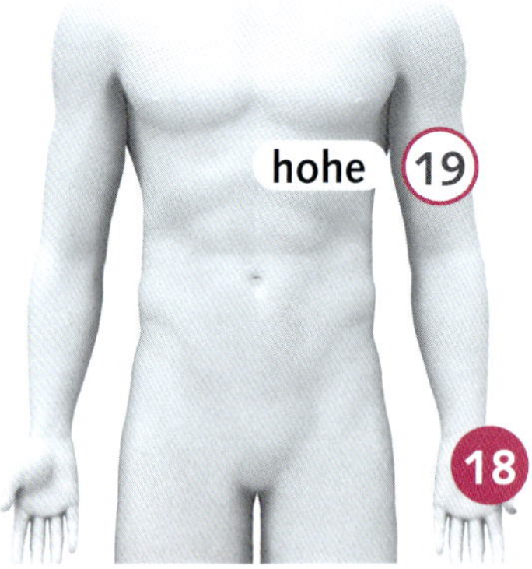

Linke Hand
linke 18

Rechte Hand
li hohe 19

Nutze diese Ström-Übung auch bei/für

- Atmung, asthmatische Zustände
- Allergische Reaktionen (Atmung)
- Druck von der Brust lösen
- Entlastung des Herzens

Zusätzlich empfohlene Übungen

Mentale Kraft S. 22–23,
Immunsystem stärken S. 50–51
Stoffwechsel & entgiften S. 52–53

HEU SCHNUPFEN

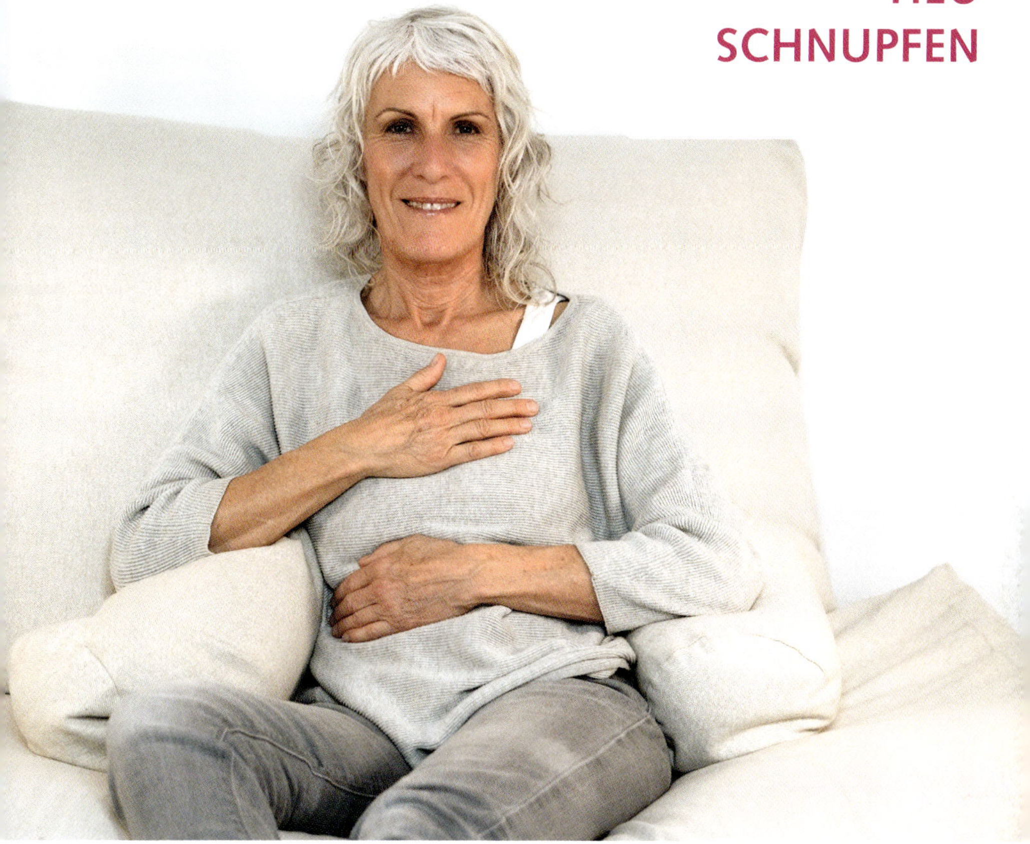

Nutze diese Ström-Übung auch bei/für

- Allergien, ständiges Niesen, rinnende Nase
- Juckende Augen, Schwellungen
- Nahrungsmittel-Unverträglichkeiten

Zusätzlich empfohlene Übungen

Verdauungskraft S. 24–25,
Immunsystem stärken S. 50–51
Stoffwechsel & entgiften S. 52–53

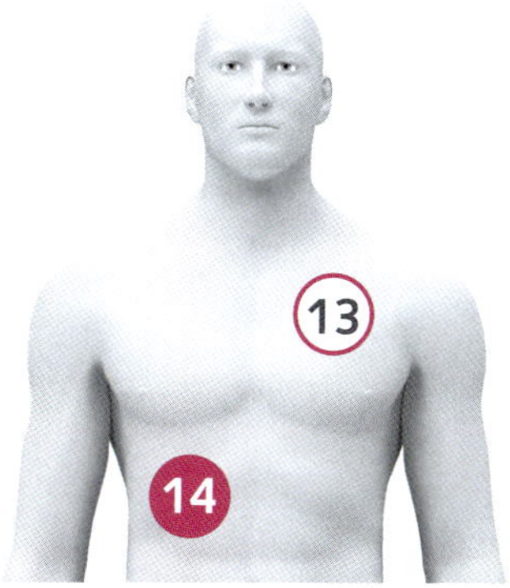

Linke Hand rechte 14

Rechte Hand linke 13

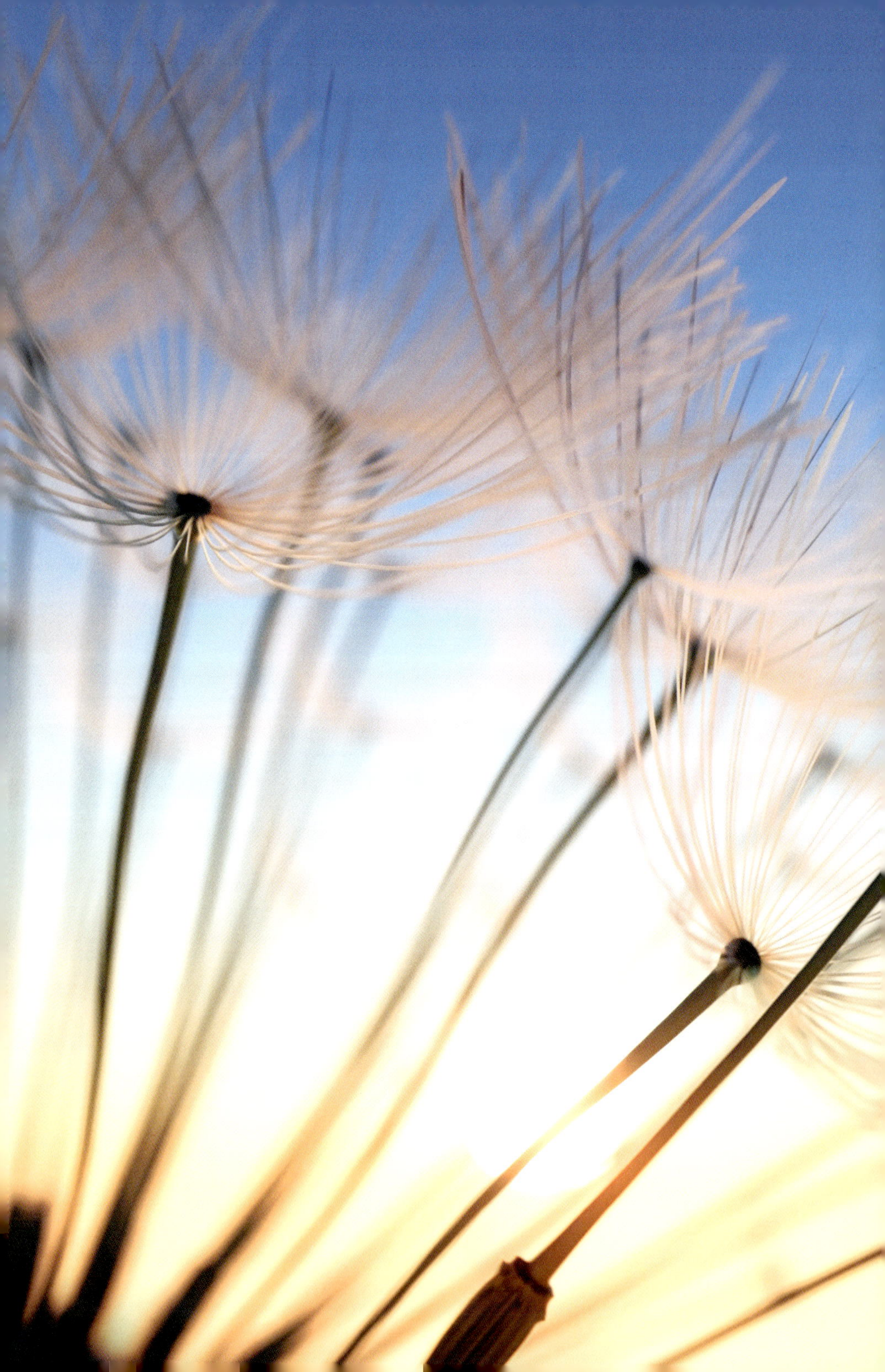

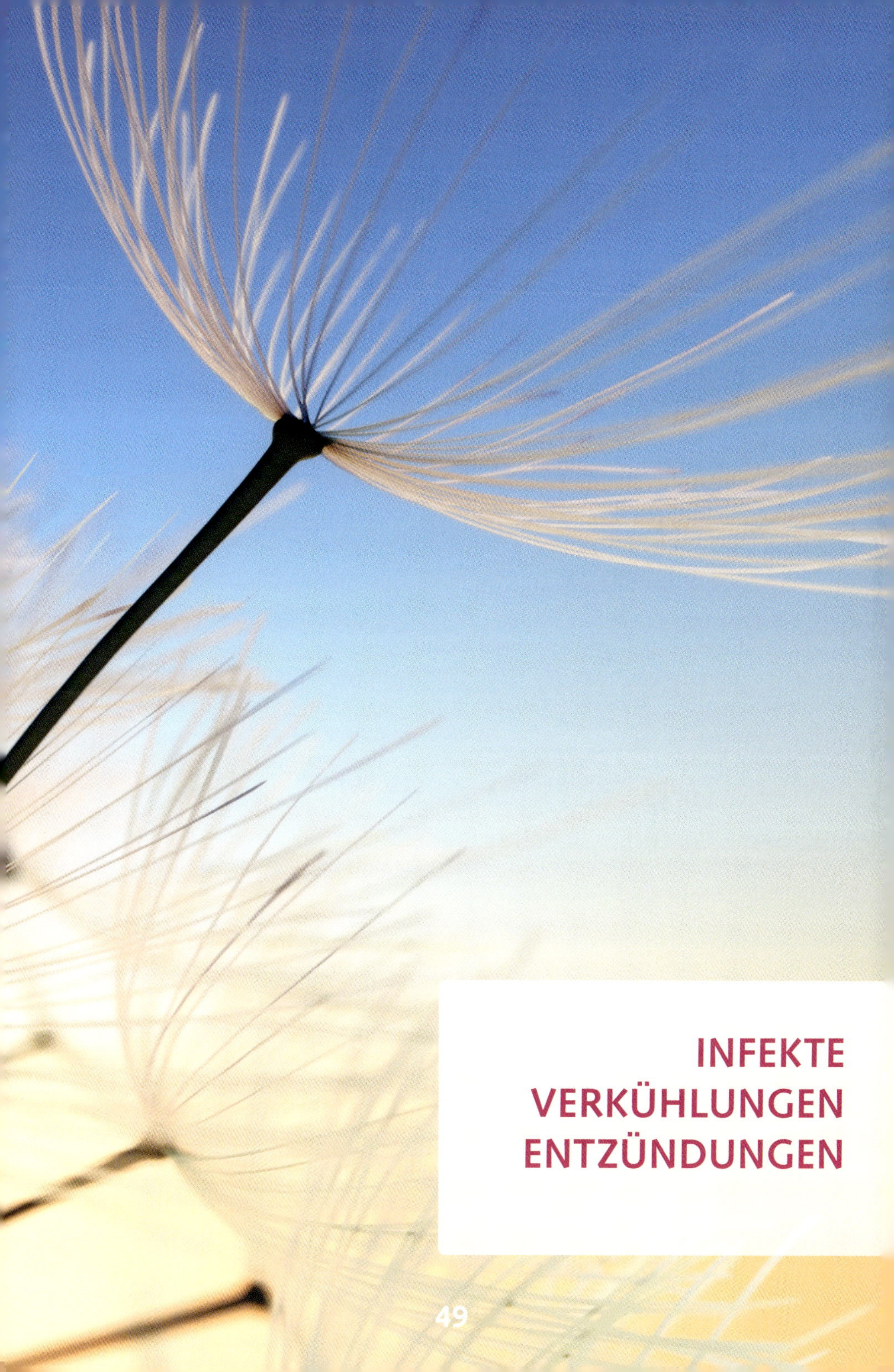

INFEKTE
VERKÜHLUNGEN
ENTZÜNDUNGEN

IMMUN-SYSTEM STÄRKEN

VARIANTE 1

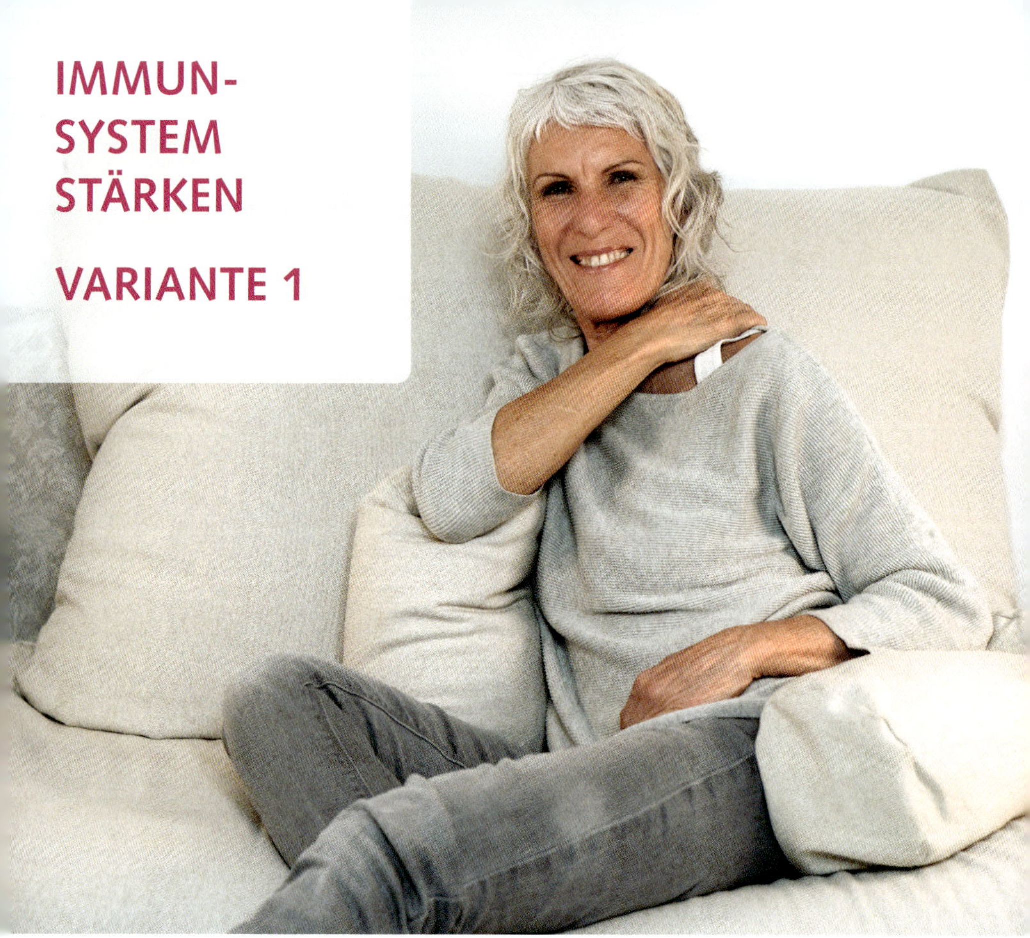

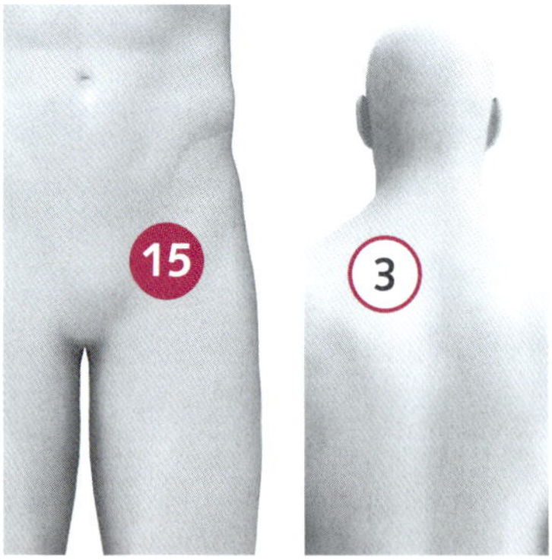

Linke Hand
linke 15

Rechte Hand
linke 3

Nutze diese Ström-Übung auch bei/für

- Infekte aller Art, Atmung
- Entzündungen, Allergien
- Heuschnupfen, Asthma

Zusätzlich empfohlene Übungen

Körperliche Kraft S. 26–27,
Stoffwechsel & entgiften S. 52–53

IMMUN-SYSTEM STÄRKEN

VARIANTE 2

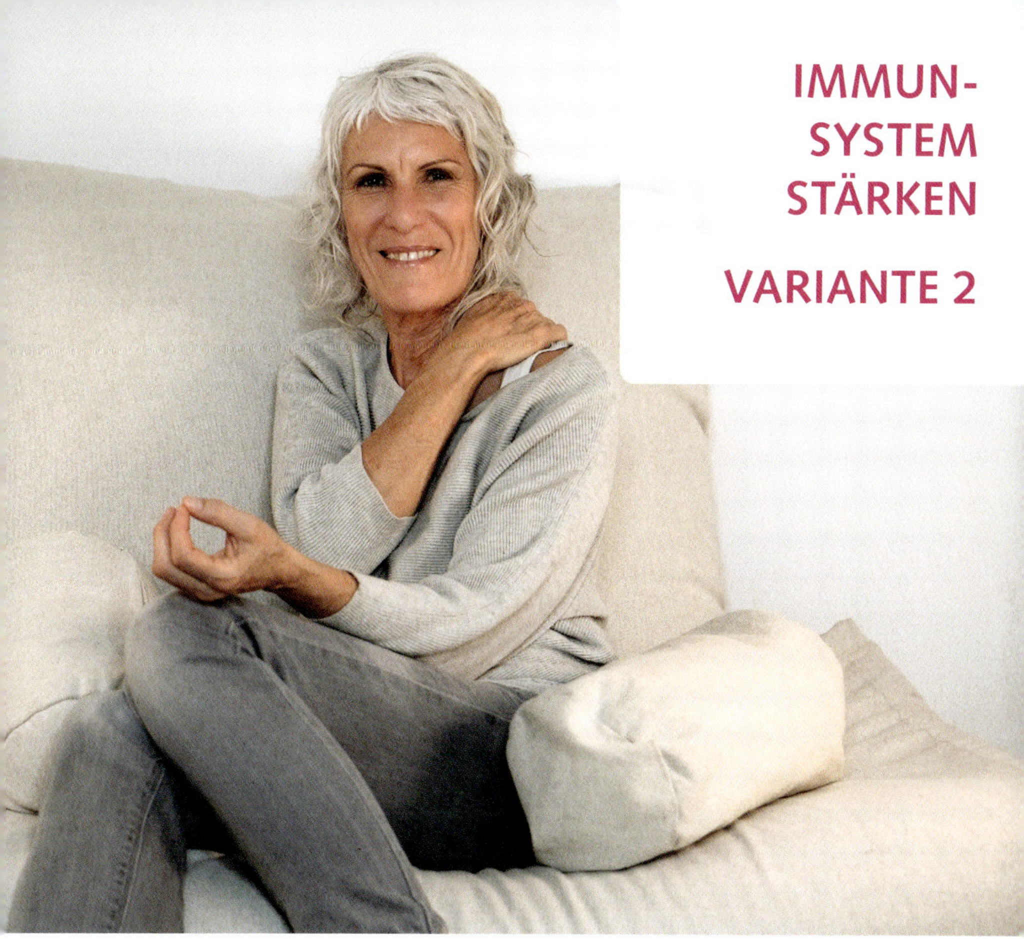

Nutze diese Ström-Übung auch bei/für

- Infekte aller Art, Atmung
- Entzündungen, Allergien
- Heuschnupfen, Asthma

Zusätzlich empfohlene Übungen

Körperliche Kraft S. 26–27,
Stoffwechsel & entgiften S. 52–53

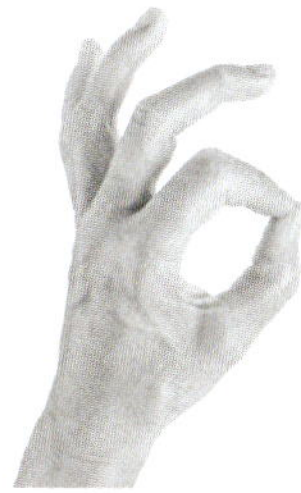

Linke Hand
Dau-Zeifi-Kreis
Dau-Mifi-Kreis
Daumen-Rifi-Kreis
Daumen-KlFi-Kreis

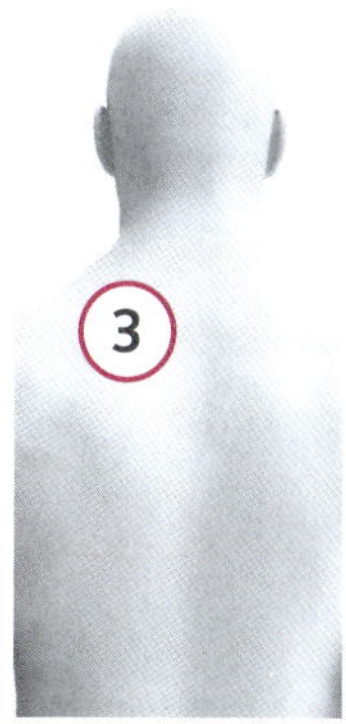

Rechte Hand
linke 3

STOFF-
WECHSEL
UND
ENTGIFTEN

SELBSTHILFE

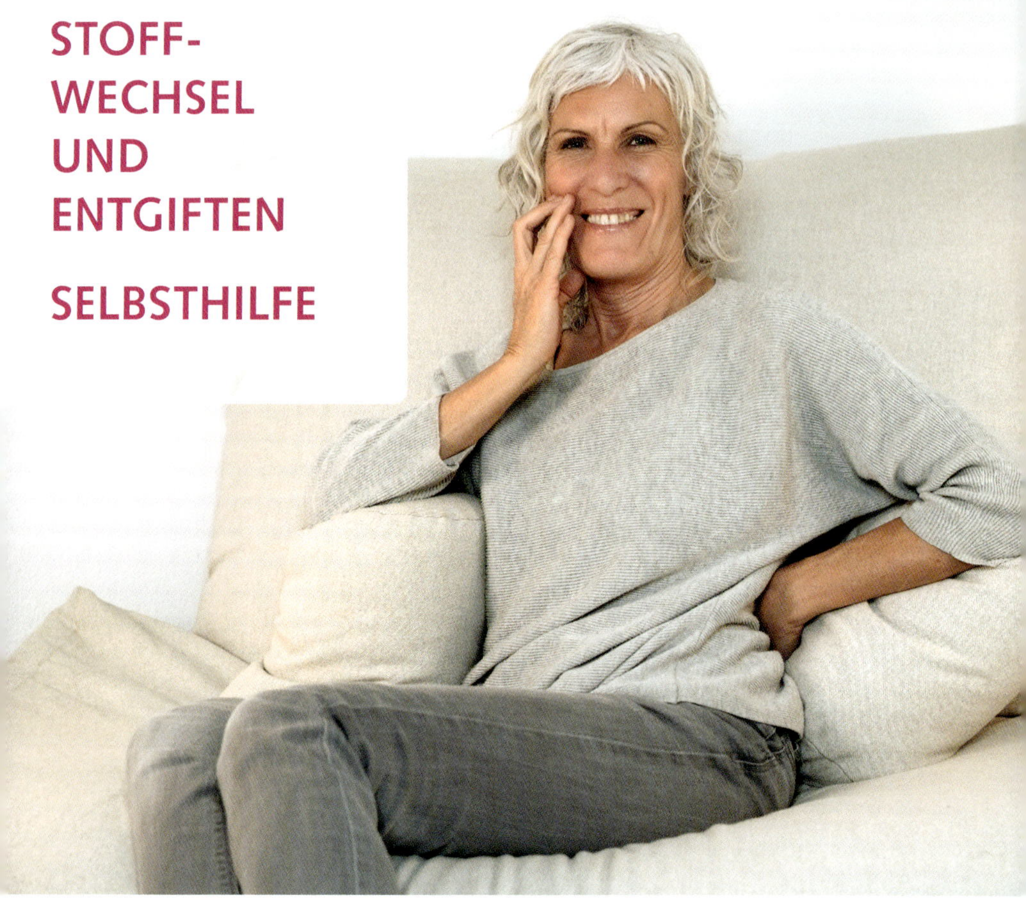

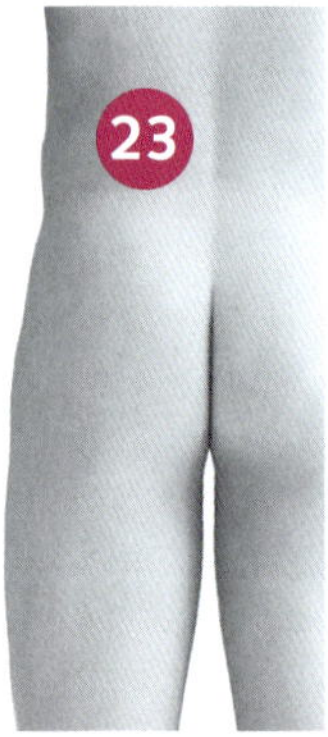

Linke Hand
linke 23

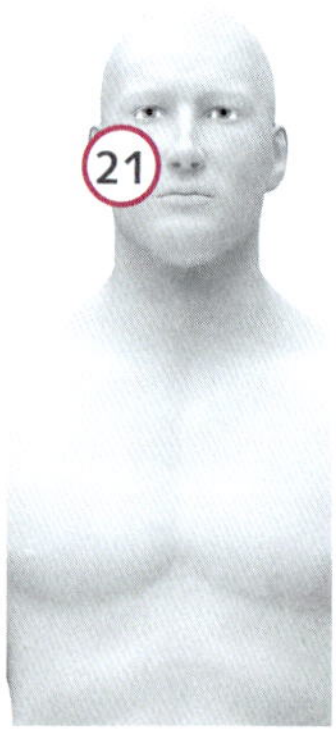

Rechte Hand
rechte 21

Nutze diese Ström-Übung auch bei/für

- Allen entzündlichen Prozessen
- Während Medikamenten-Einnahme,
- Chemotherapie, Lymphsystem
- Grippe, Infektionen, Allergien

Zusätzlich empfohlene Übungen

Immunsystem stärken S. 50–51

STOFF-WECHSEL UND ENTGIFTEN

PARTNER-ÜBUNG

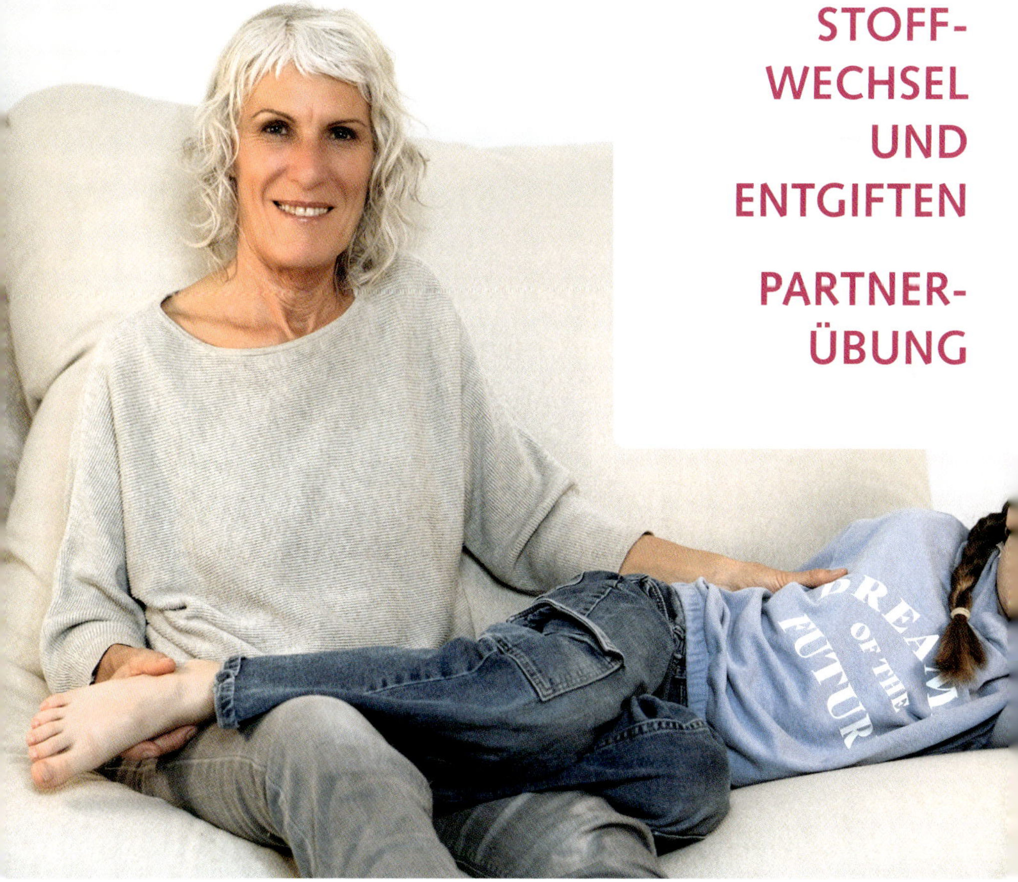

Nutze diese Ström-Übung auch bei/für

- Allen entzündlichen Prozessen
- Während Medikamenten-Einnahme
- Chemotherapie, Lymphsystem
- Grippe, Infektionen, Allergien

Zusätzlich empfohlene Übungen

Immunsystem stärken S. 50–51

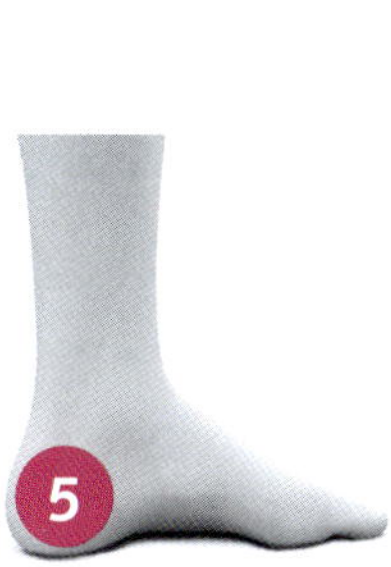

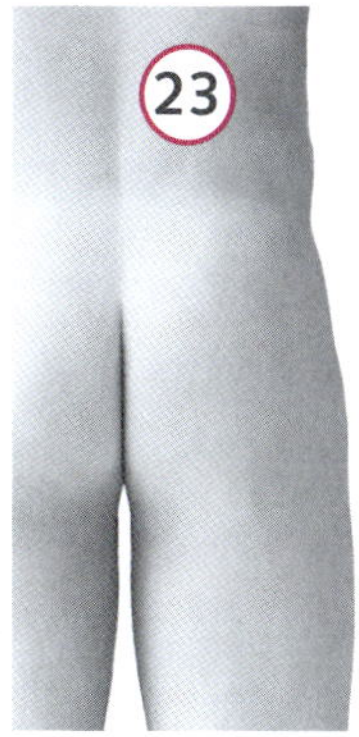

Rechte Hand
rechte 5

Linke Hand
rechte 23

KOPF GRIPPE NEBEN-HÖHLEN

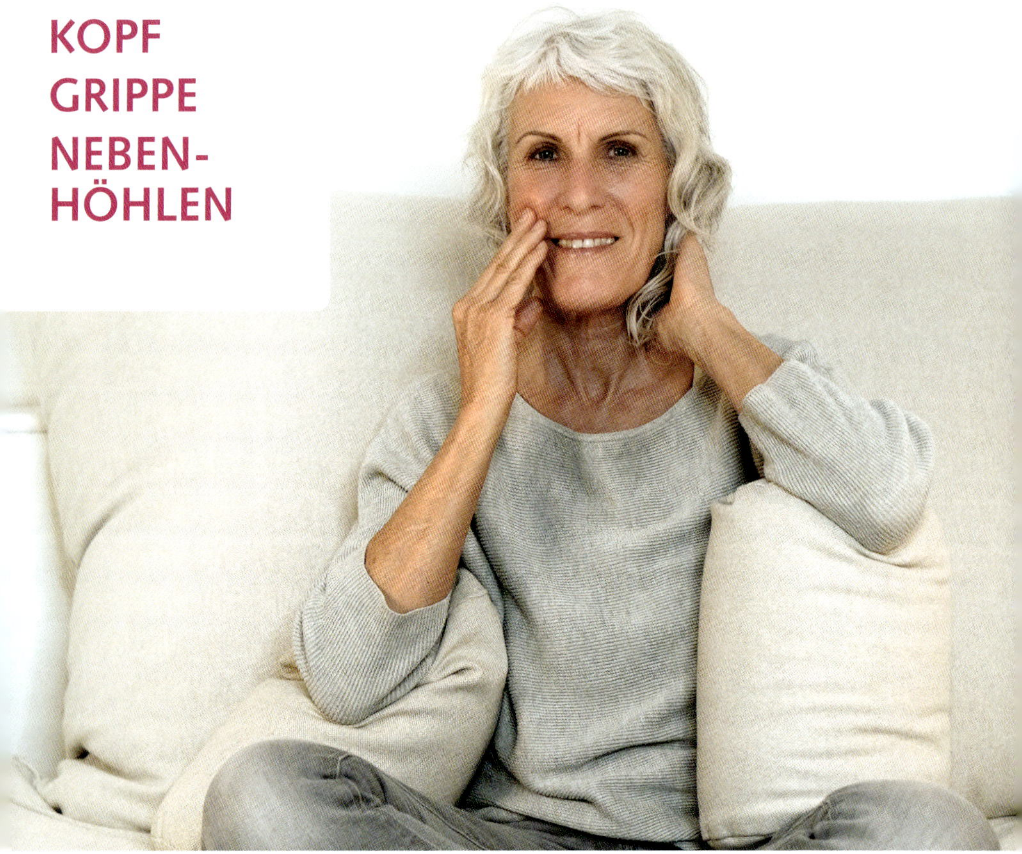

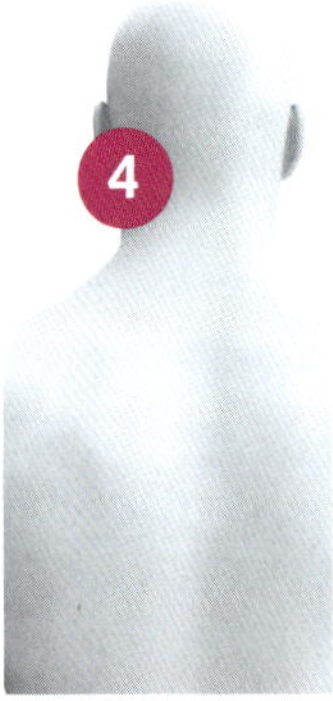

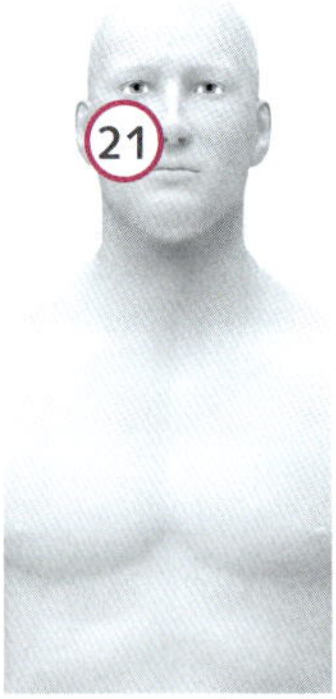

Linke Hand linke 4

Rechte Hand rechte 21

Nutze diese Ström-Übung auch bei/für

- Stirn-, Nasen- und Nebenhöhlenentzündung
- Schnupfen, Augenentzündung
- Augendruck, Fehlsichtigkeit
- Nackenspannungen

Zusätzlich empfohlene Übungen

Immunsystem stärken S. 50–51,
Stoffwechsel & entgiften S. 52–53

SCHNUPFEN

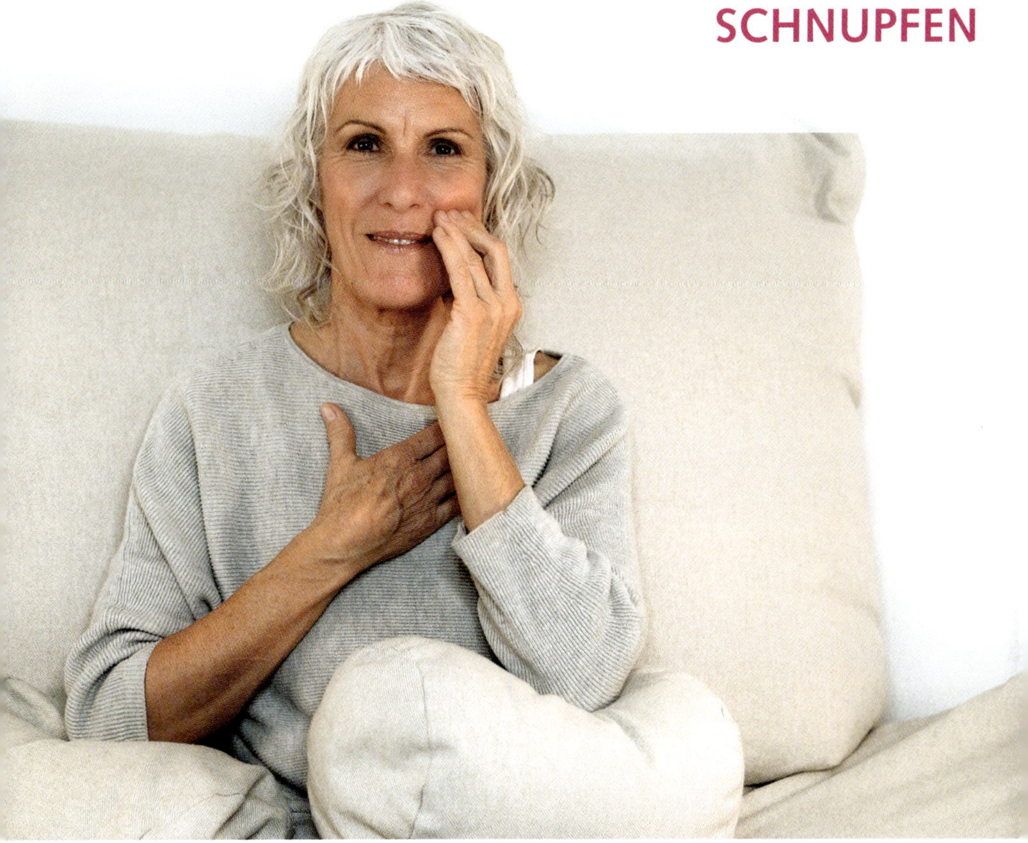

Nutze diese Ström-Übung auch bei/für

- Nasen- und Nebenhöhlenentzündung
- Stirnhöhlen
- Kopfschmerzen

Zusätzlich empfohlene Übungen

Immunsystem stärken S. 50–51,
Stoffwechsel & entgiften S. 52–53

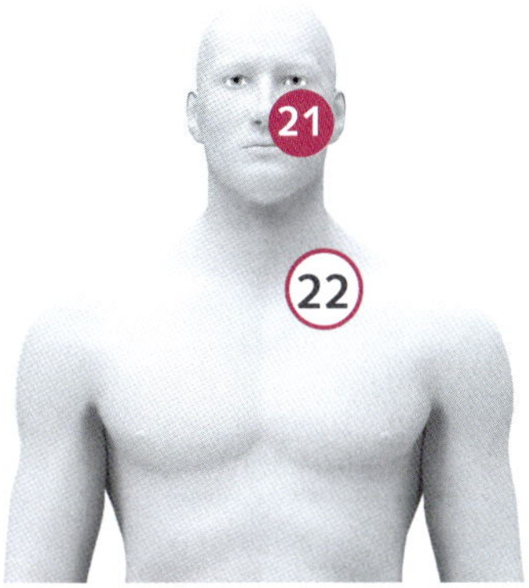

Linke Hand
linke 21

Rechte Hand
linke 22

OHREN-SCHMERZEN

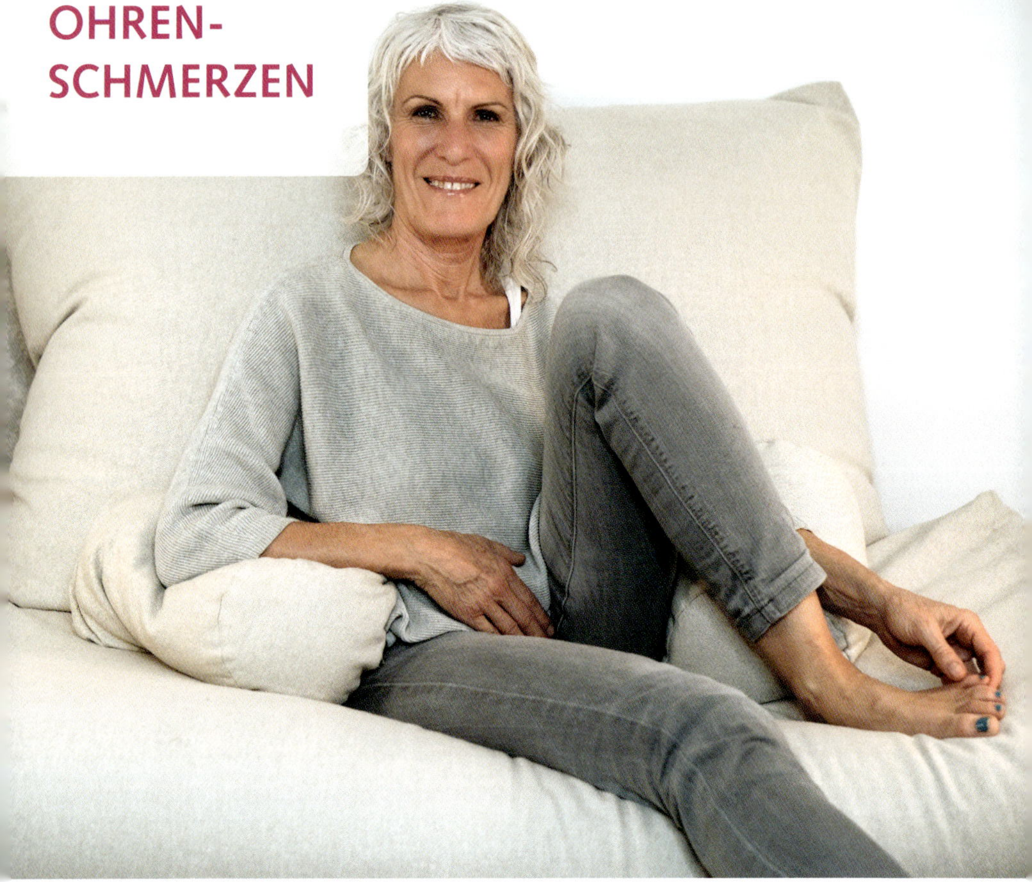

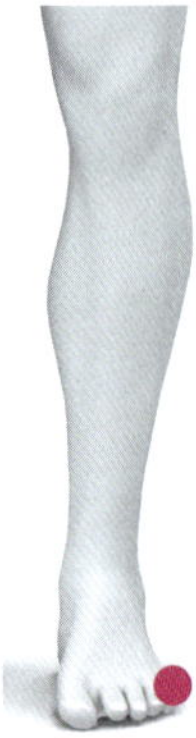

Linke Hand
li kl. Zehe

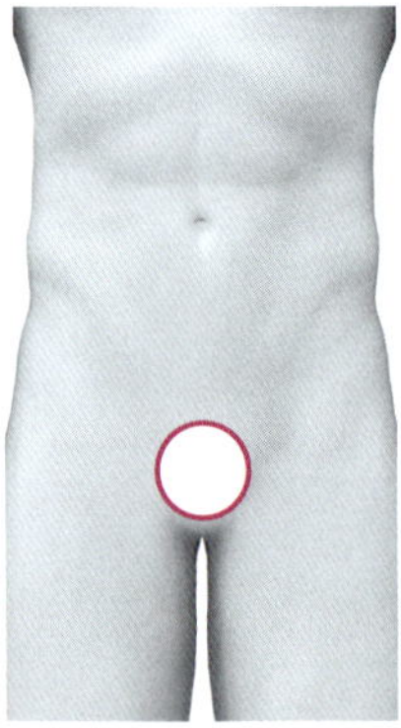

Rechte Hand
Schambein

Nutze diese Ström-Übung auch bei/für

- Alle Themen mit den Ohren
- Tinnitus, Schwerhörigkeit
- Hinterkopfschmerzen, Nackenspannung

Zusätzlich empfohlene Übungen

Mentale Kraft S. 22–23, Ström-Pinzette S. 40, Ström-Pflaster S. 41, Immunsystem stärken S. 50–51, Stoffwechsel & entgiften S. 52–53, Blasenentzündung S. 61

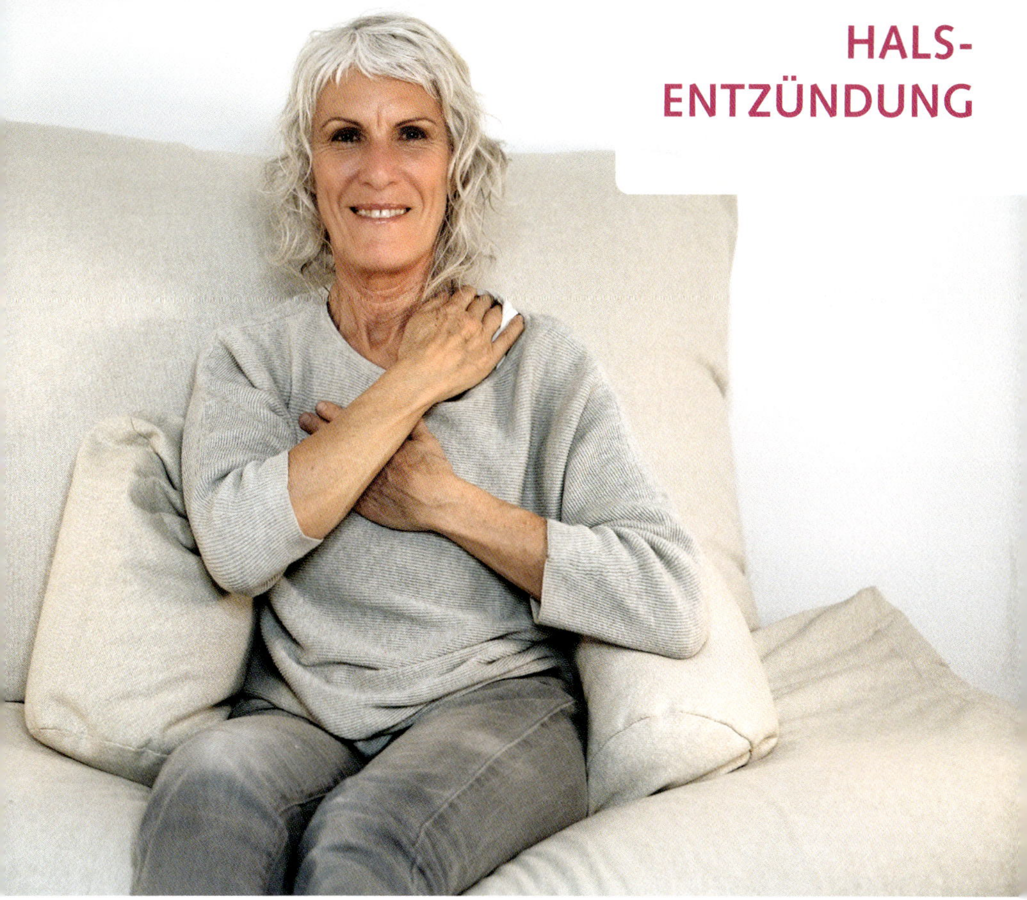

HALS-ENTZÜNDUNG

Nutze diese Ström-Übung auch bei/für

- Mandelentzündung
- Seitenstrang-Angina
- Schluckbeschwerden

Zusätzlich empfohlene Übungen

Zentral-Energiestrom (3. Schritt) S. 20, Immunsystem stärken S. 50–51, Stoffwechsel & entgiften S. 52–53

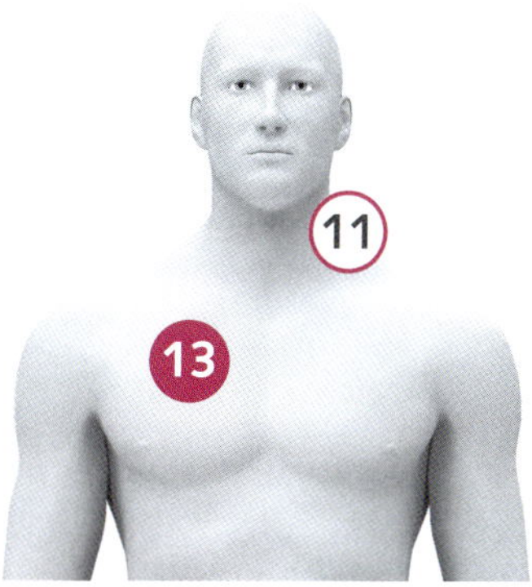

Linke Hand rechte 13

Rechte Hand linke 11

HUSTENREIZ

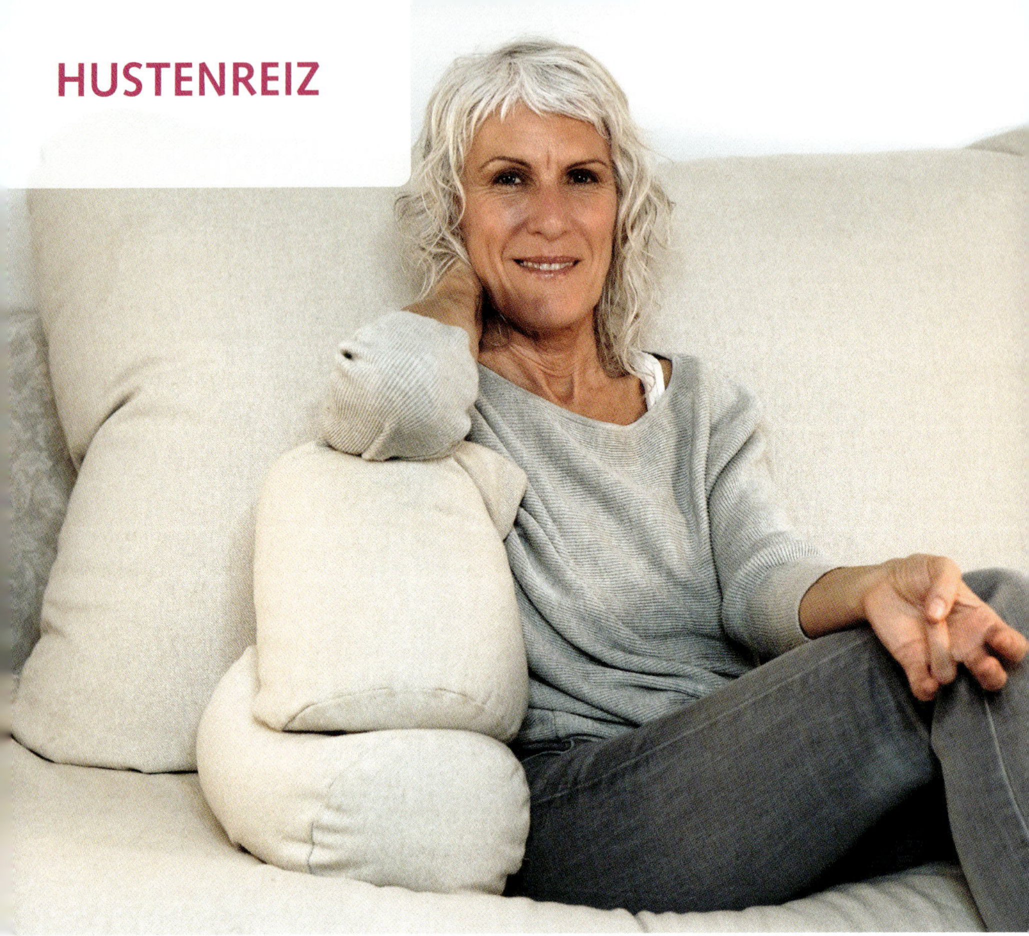

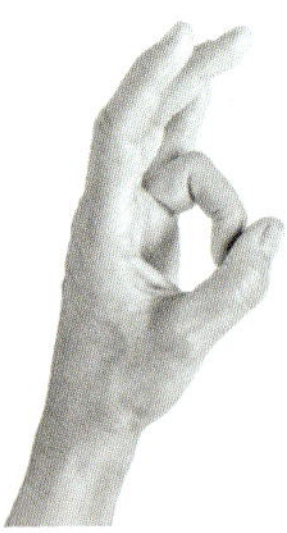

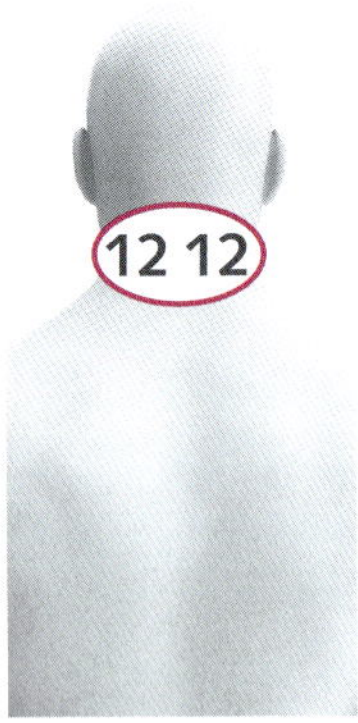

Linke Hand
Dau-Rifi-Kreis

Rechte Hand
beide 12

Nutze diese Ström-Übung auch bei/für

- Erkältung
- Bronchitis, Raucherhusten
- Kehlkopf, Stimmbänder

Zusätzlich empfohlene Übungen

Zentral-Energiestrom (3. Schritt) S. 20, Immunsystem stärken S. 50–51, Stoffwechsel & entgiften S. 52–53, Husten S. 59

HUSTEN

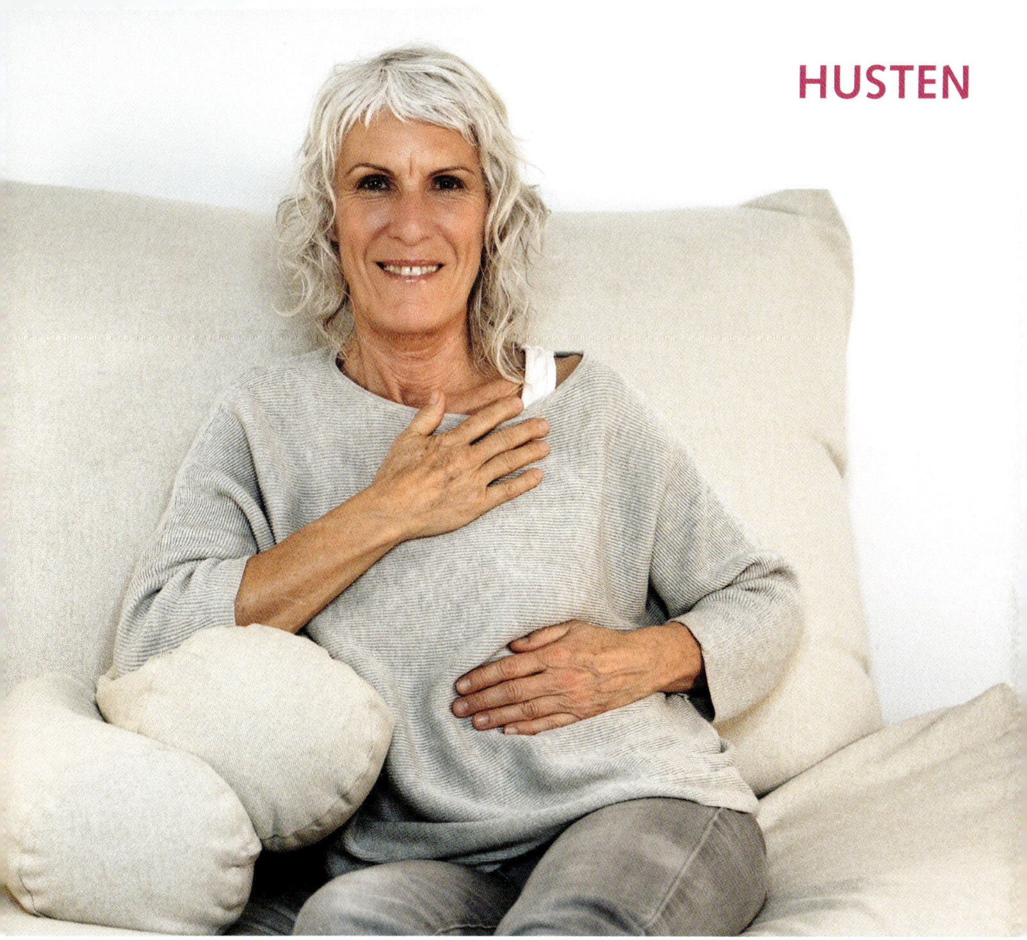

Nutze diese Ström-Übung auch bei/für

- Lunge, Atmung, Asthma
- Reizhusten, Schleim lösen
- Bronchitis, Raucherhusten

Zusätzlich empfohlene Übungen

Immunsystem stärken S. 50–51,
Stoffwechsel & entgiften S. 52–53

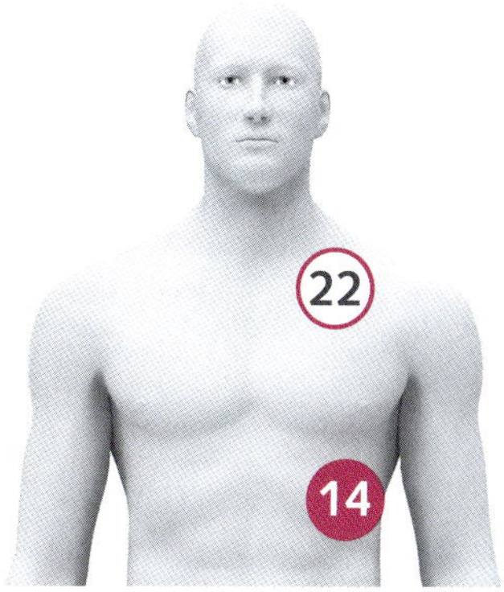

Linke Hand	Rechte Hand
linke 14	linke 22

FIEBER

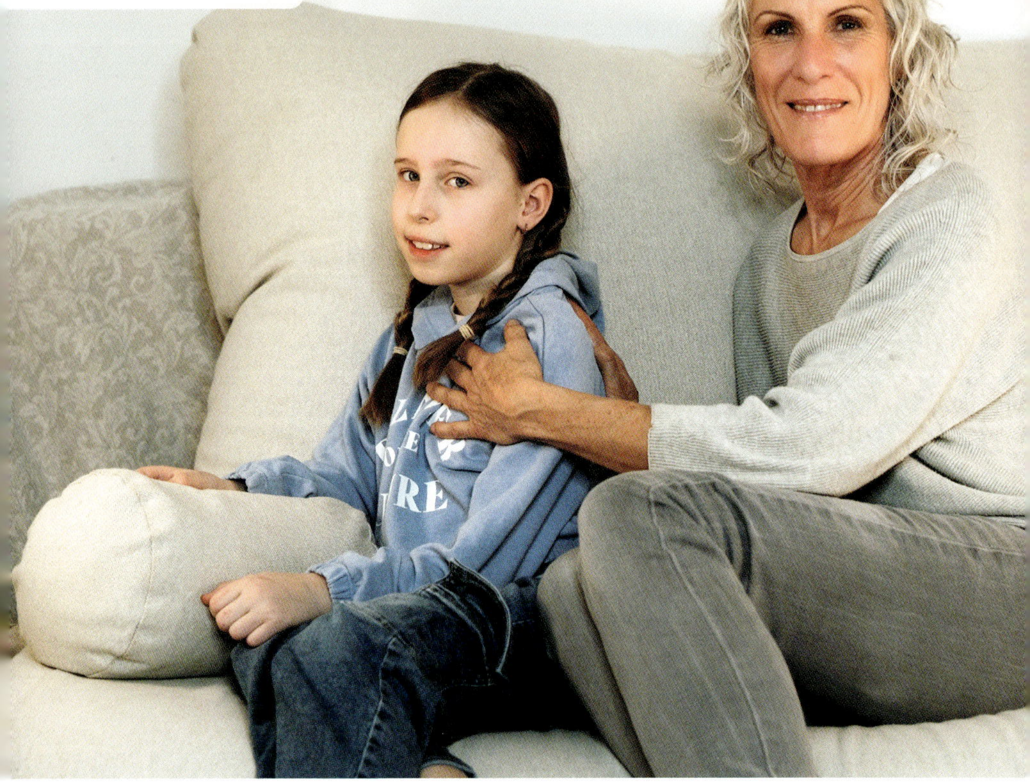

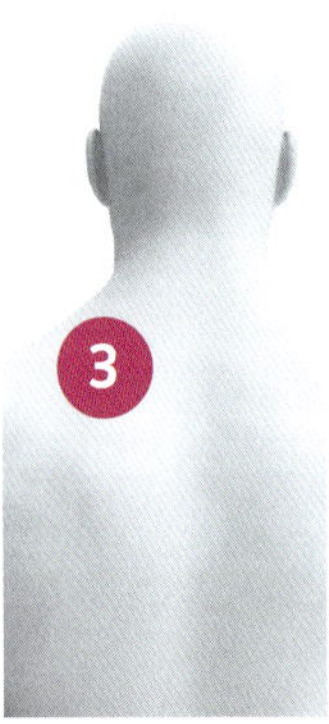

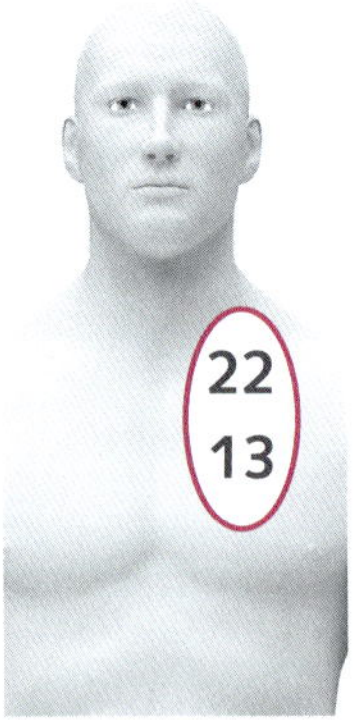

Linke Hand
li 22 bis 13

Rechte Hand
linke 3

Nutze diese Ström-Übung auch bei/für

- Husten, Atmung, Lunge
- Stirn- und Nebenhöhlenentzündung
- Schulterschmerzen

Zusätzlich empfohlene Übungen

Narbenheilung S. 42,
Immunsystem stärken S. 50–51,
Stoffwechsel & entgiften S. 52–53

BLASEN-ENTZÜNDUNG

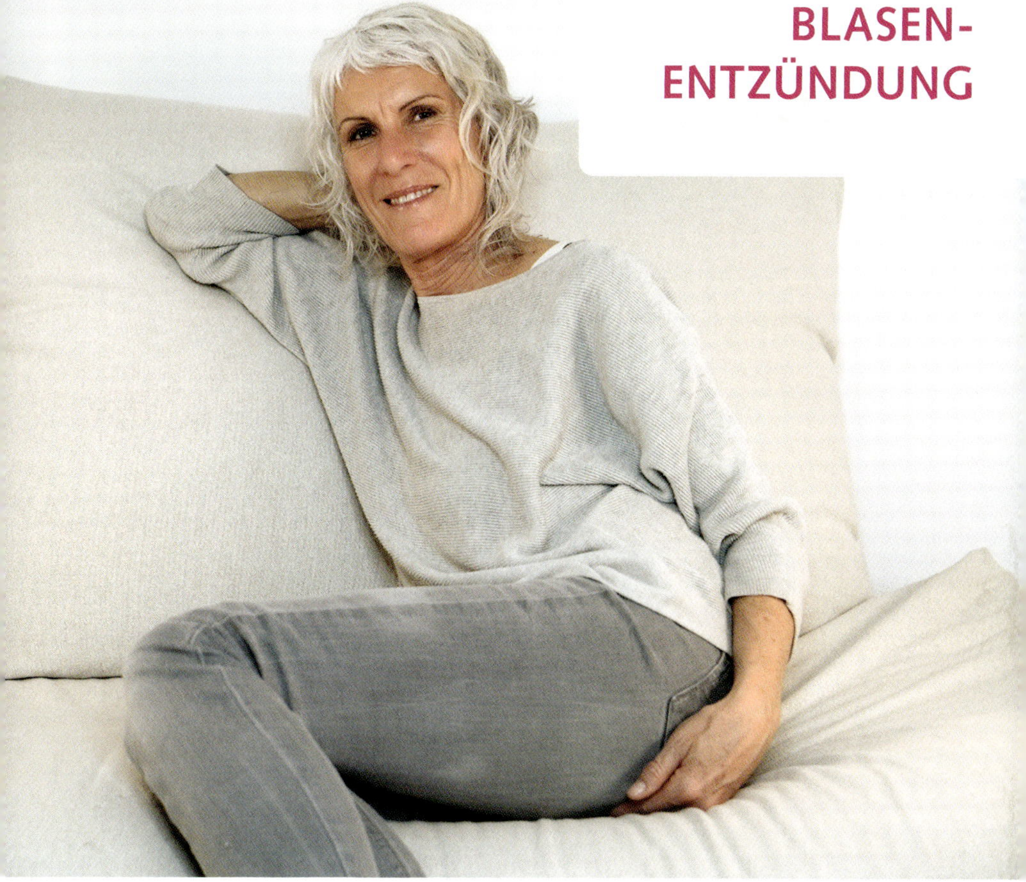

Nutze diese Ström-Übung auch bei/für

- Unterleib, Geschlechtsorgane, Bettnässen
- Entspannung, Erholungsfähigkeit
- Perfektionismus, Ängste, Stress

Zusätzlich empfohlene Übungen

Zeigefinger halten S. 18,
Körperliche Kraft S. 26–27,
Immunsystem stärken S. 50–51,
Stoffwechsel & entgiften S. 52–53

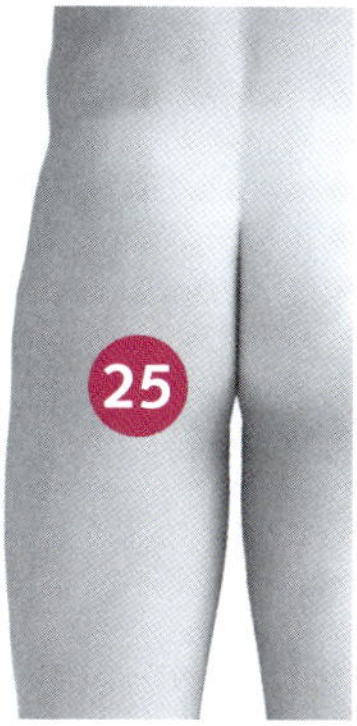

Linke Hand
linke 25

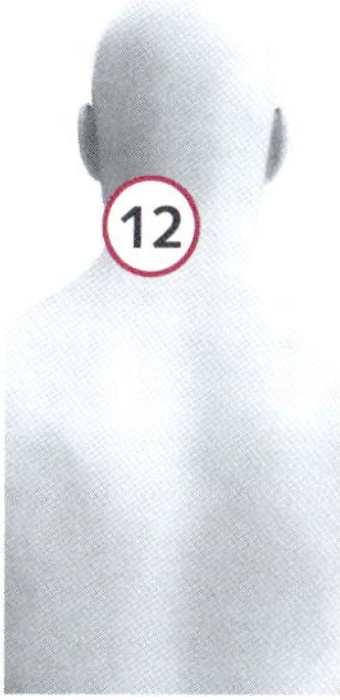

Rechte Hand
linke 12

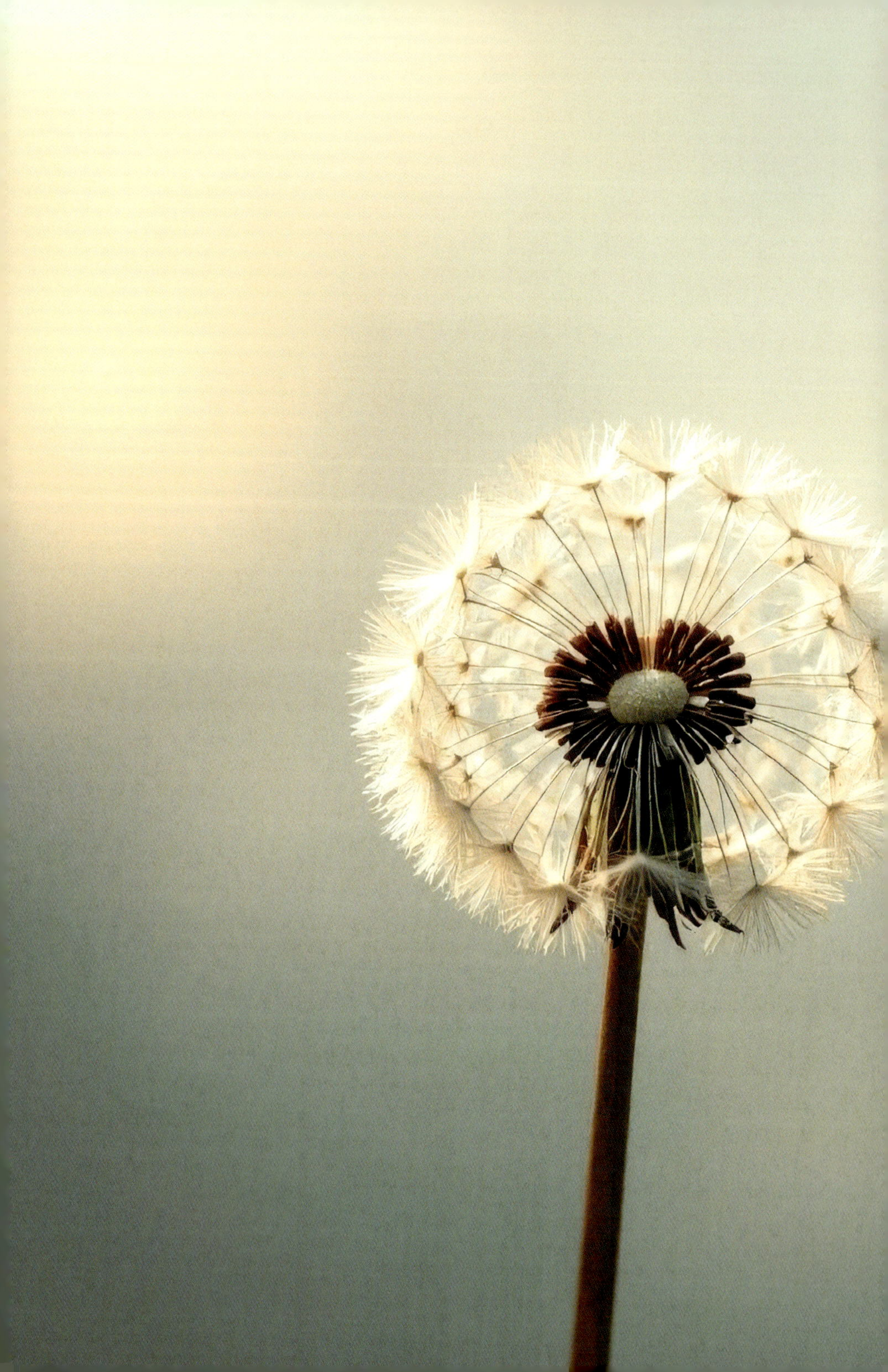

MIGRÄNE
SCHWINDEL
KOPFSCHMERZEN

HINTERKOPF-SCHMERZEN

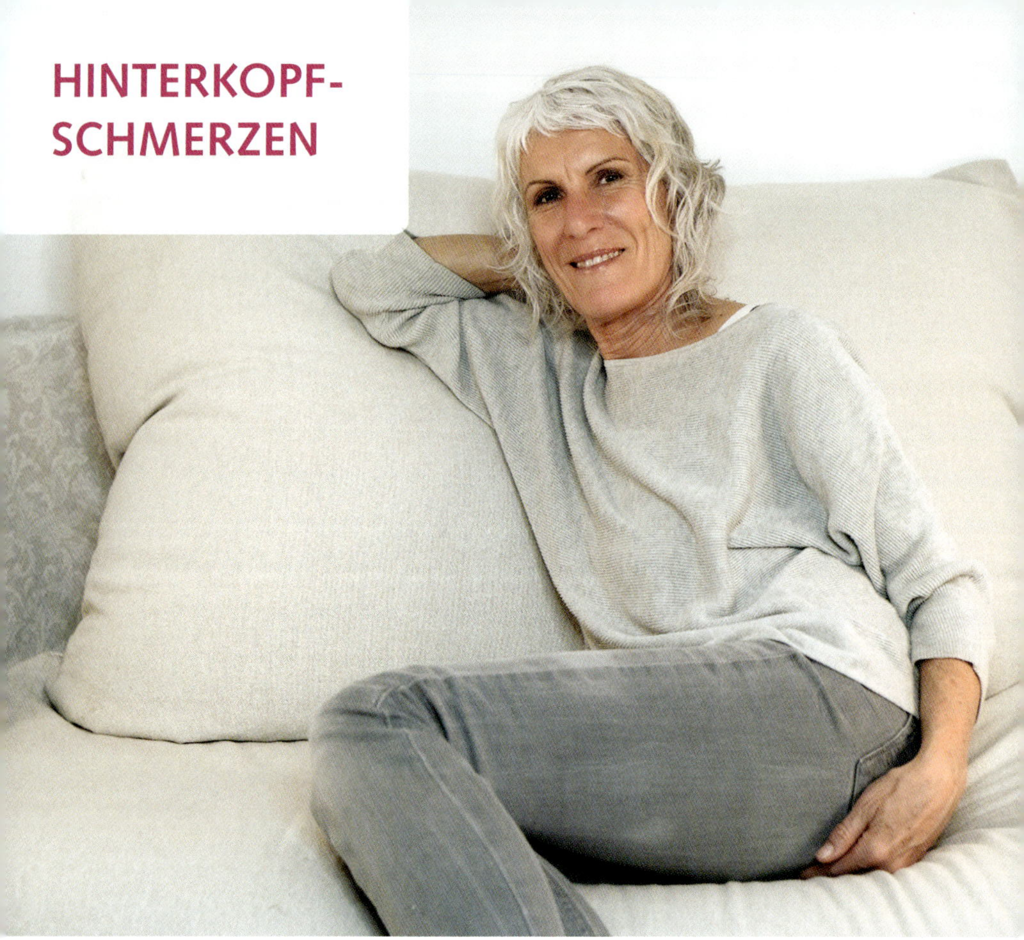

Linke Hand
linke 25

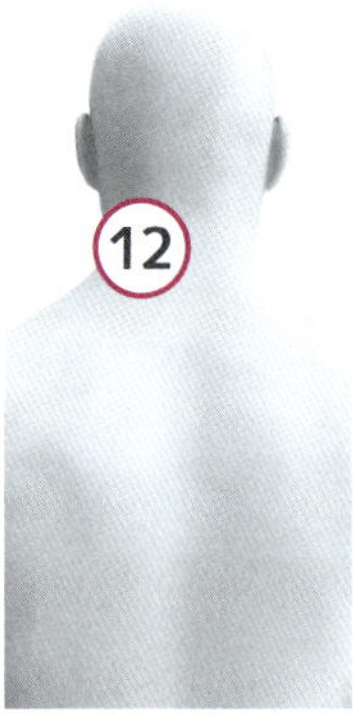

Rechte Hand
linke 12

Nutze diese Ström-Übung auch bei/für

- Spannungskopfschmerzen, Migräne
- Schmerzen vom Nacken bis zu den Augen
- Blase, Ängste, Stress, Perfektionismus
- Tinnitus

Zusätzlich empfohlene Übungen

Zeigefinger halten S. 18,
Mentale Kraft S. 22–23

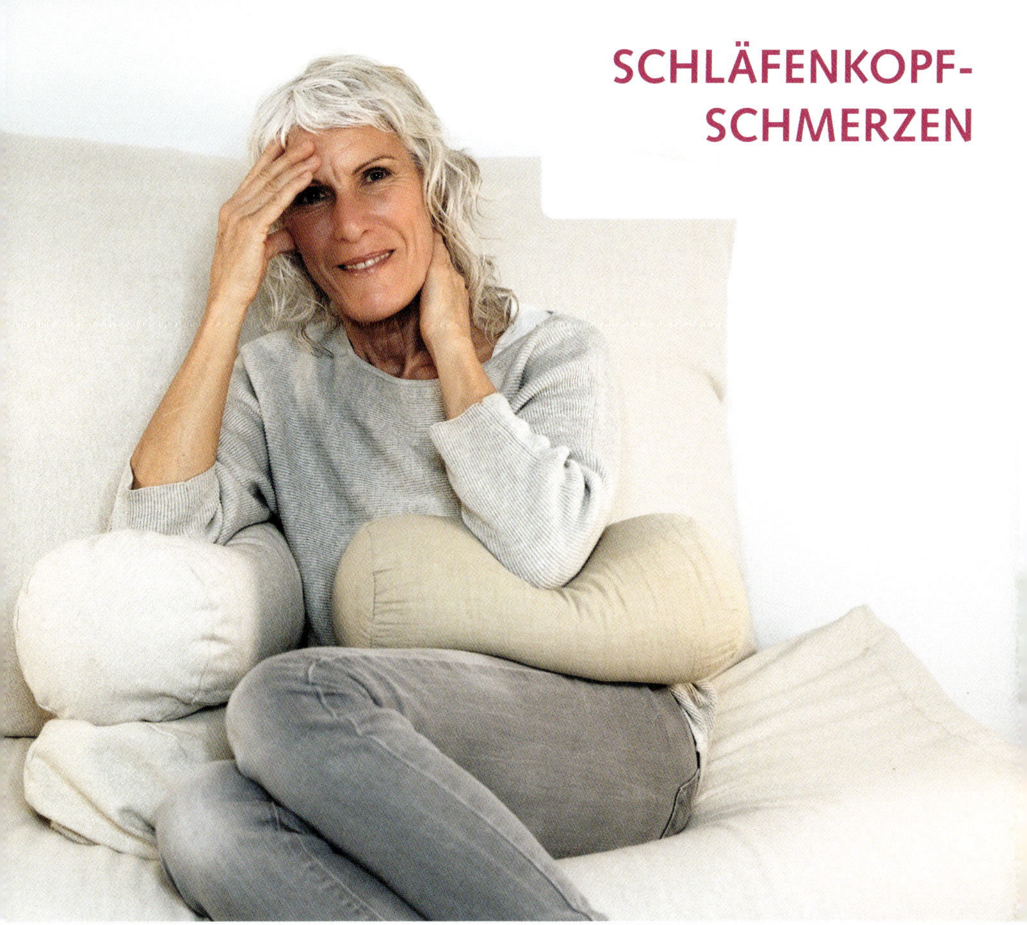

SCHLÄFENKOPF-SCHMERZEN

Nutze diese Ström-Übung auch bei/für

- Konzentration, Migräne, Tinnitus
- Kopfschmerzen an den Schläfen
- Gallenblase, Erbrechen, Fersensporn
- Anspannung, Ärger, Frustration

Zusätzlich empfohlene Übungen

Mittelfingerstrom S. 18,
Verdauungskraft S. 24–25

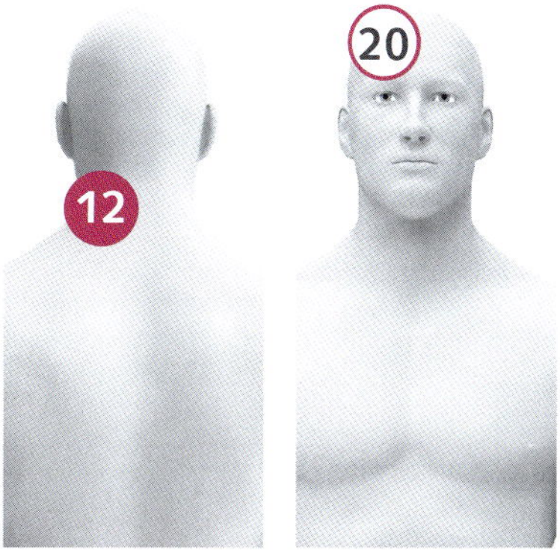

Linke Hand linke 12

Rechte Hand rechte 20

SCHMERZEN TIEF IM KOPF

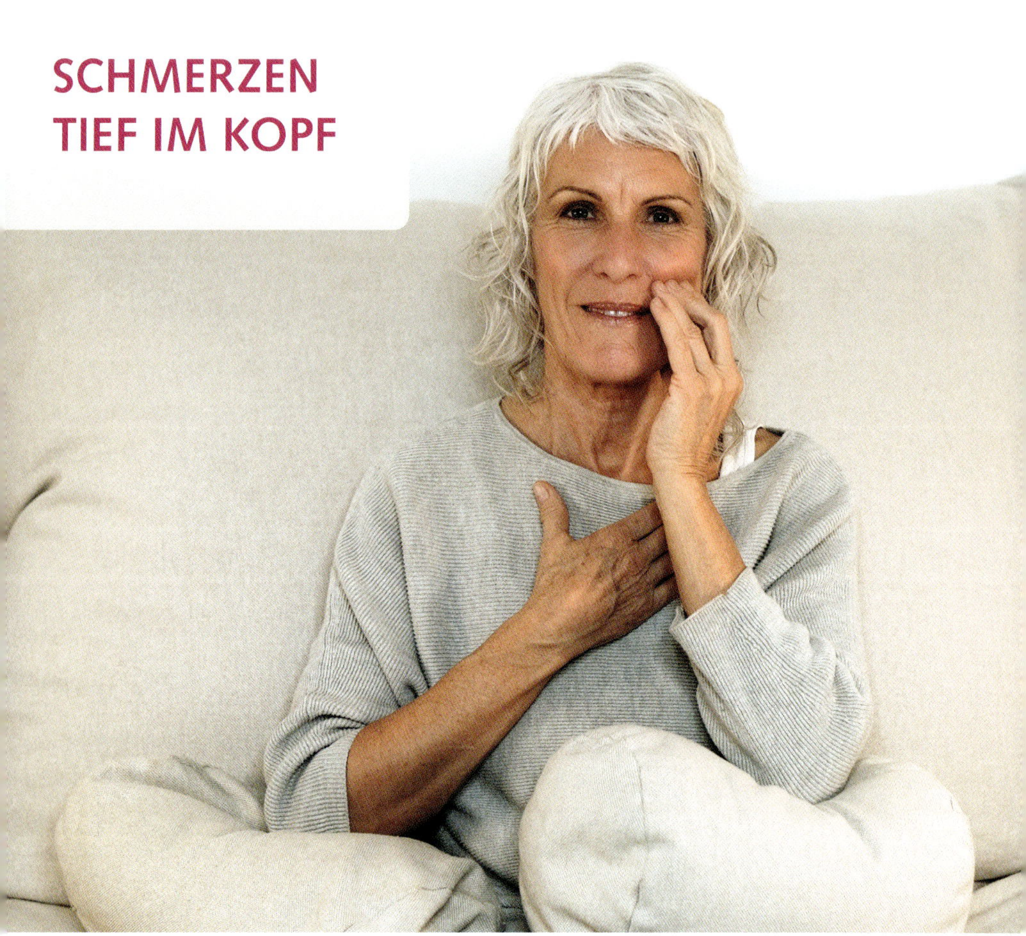

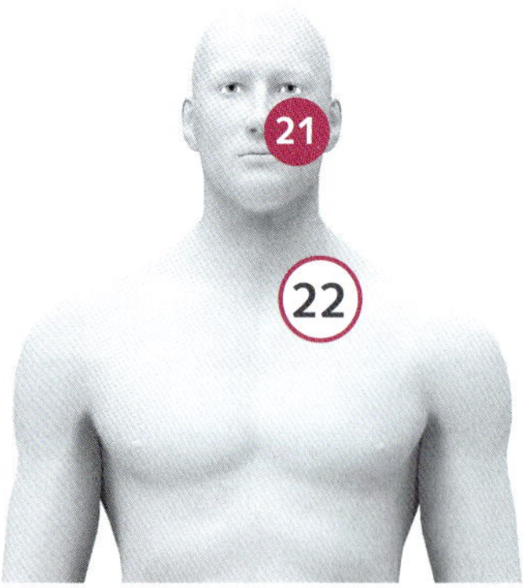

Linke Hand
linke 21

Rechte Hand
linke 22

Nutze diese Ström-Übung auch bei/für

- Klopfende Kopfschmerzen
- Migräne, Erbrechen
- Magen, Sorgen und Anspannungen
- Aus Gedankenschleifen aussteigen

Zusätzlich empfohlene Übungen

Daumen halten S. 18
Verdauungskraft S. 24–25

KOPFSCHMERZ UND SCHWINDEL

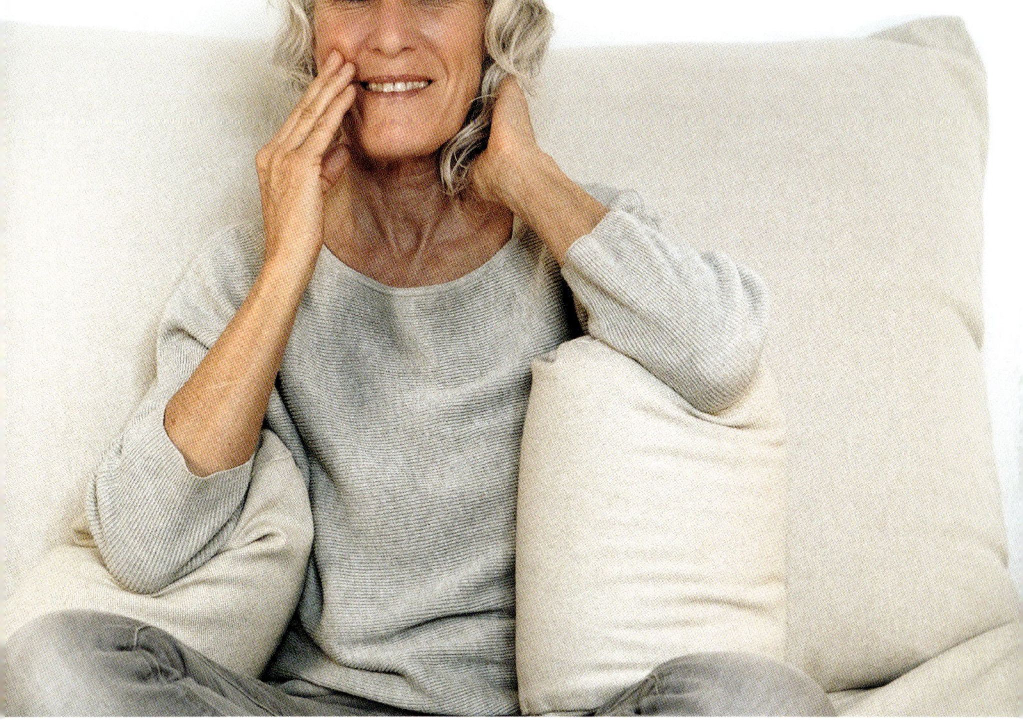

Nutze diese Ström-Übung auch bei/für

- Spannungen im Nacken und oberen Rücken
- Schwindelzustände, Tinnitus
- Augendruck, Blutdruck

Zusätzlich empfohlene Übungen

Mittelfinger halten S. 18

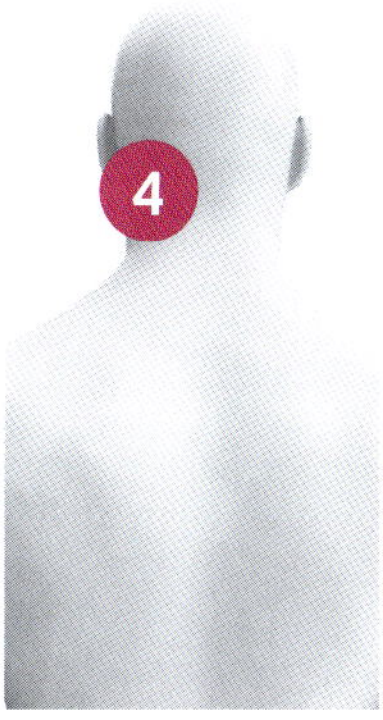

Linke Hand
linke 4

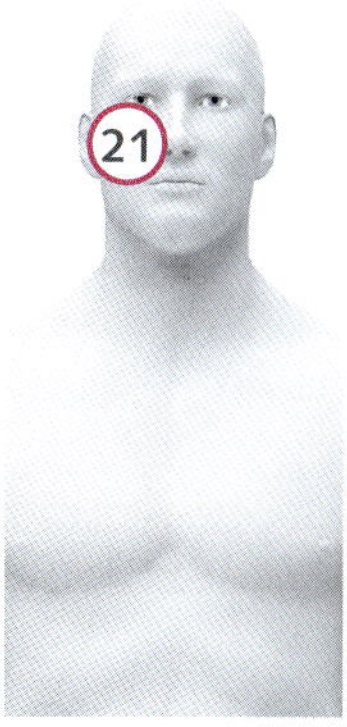

Rechte Hand
rechte 21

DEN KOPF ORDNEN

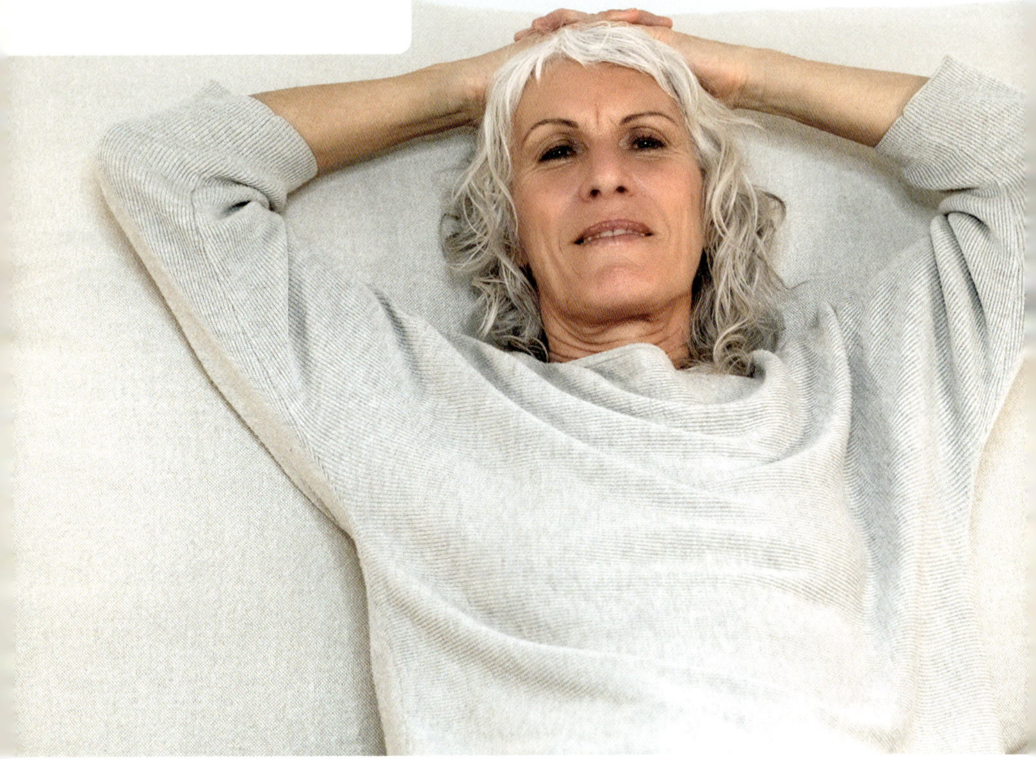

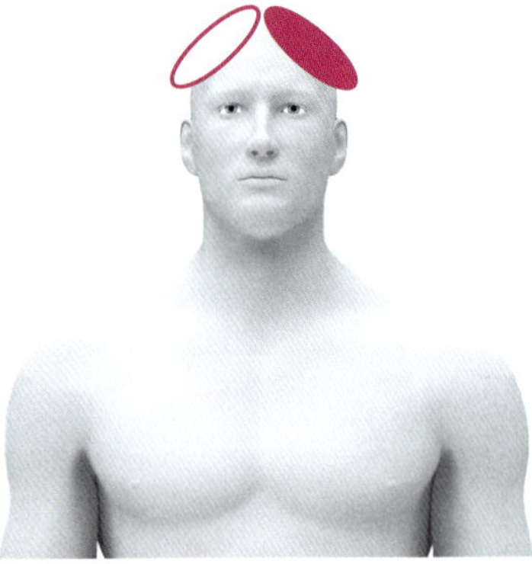

Linke Hand links vom Scheitel

Rechte Hand rechts vom Scheitel

Nutze diese Ström-Übung auch bei/für

- Diffuse Kopfschmerzen
- Starke Ermüdung
- Computer- und Handystrahlung
- nach Bestrahlungen oder Röntgen

Zusätzlich empfohlene Übungen

Zentral-Energiestrom (1. Schritt) S. 20, Akut-Hilfe S. 44

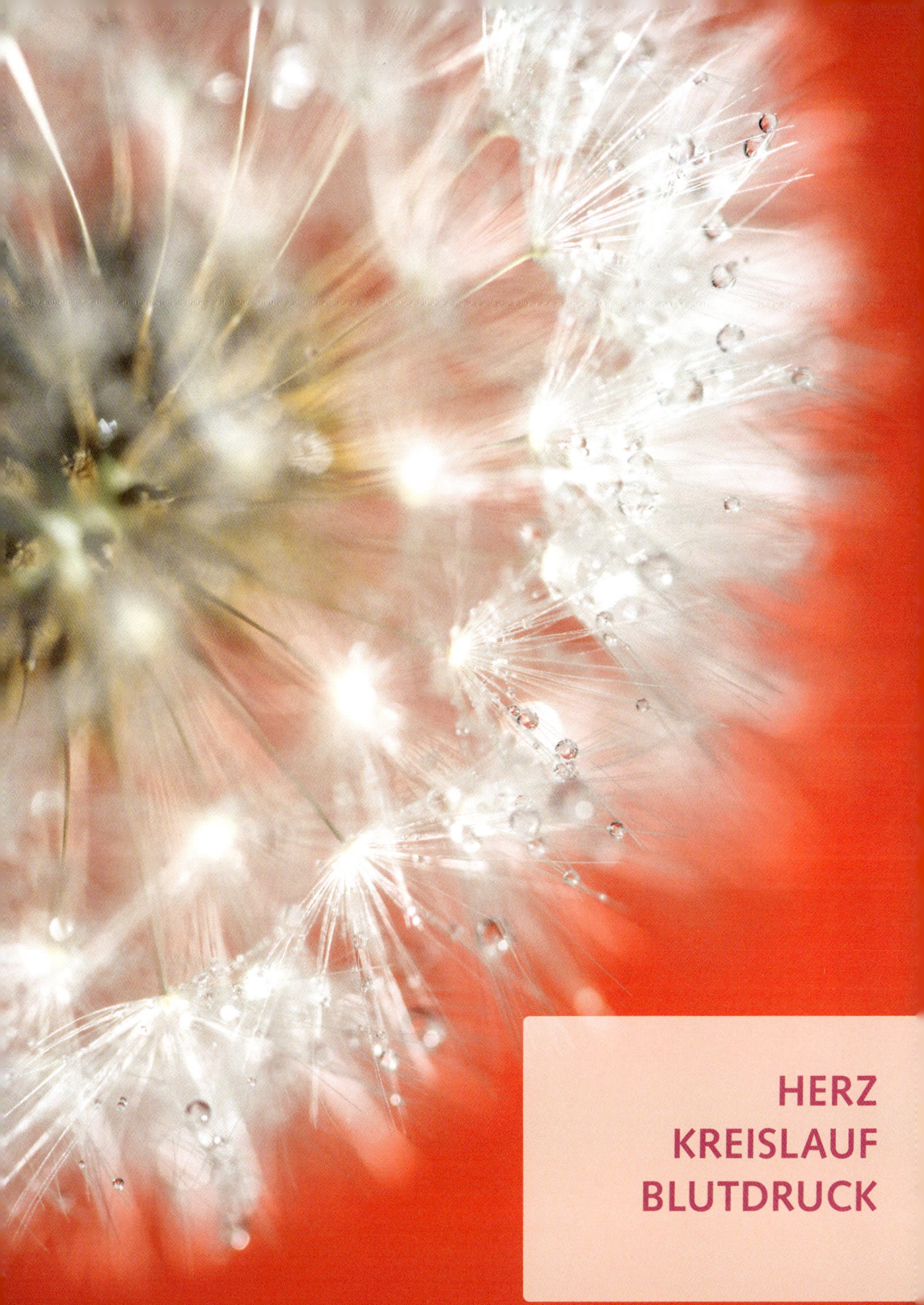

HERZ KREISLAUF BLUTDRUCK

KREISLAUF IM „GRIFF“

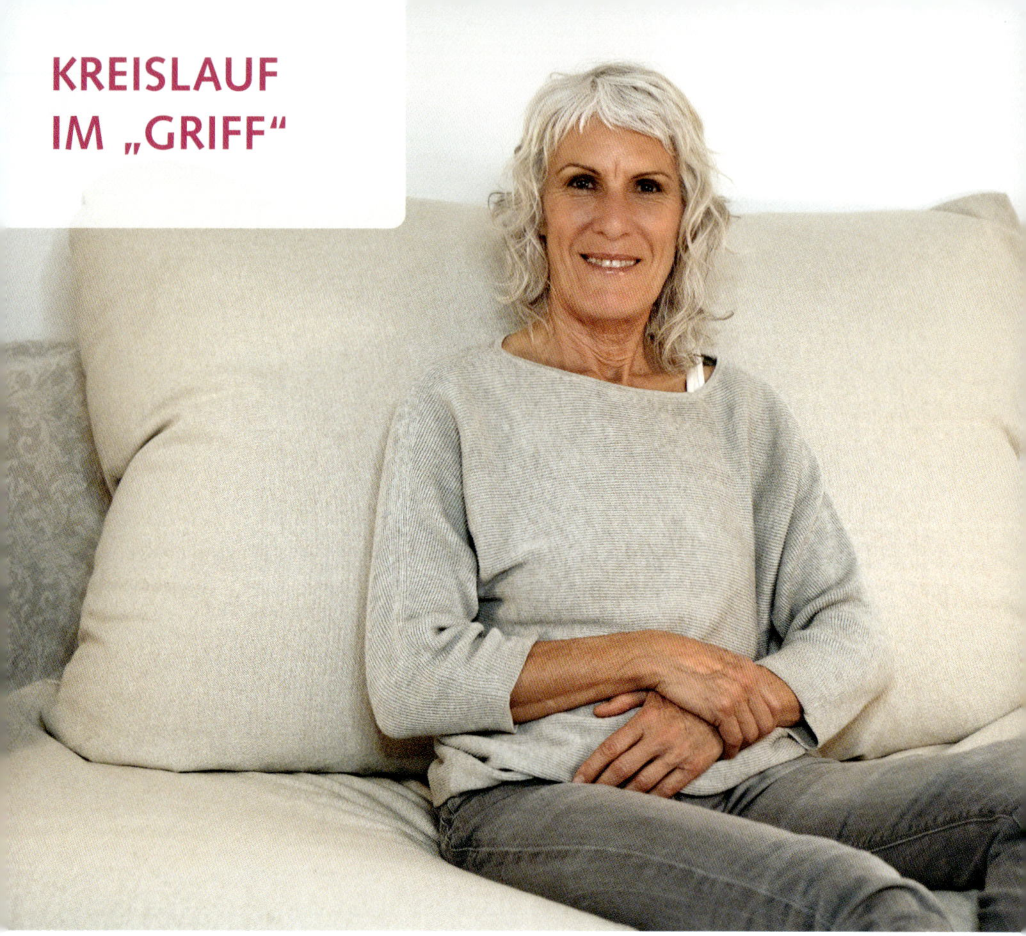

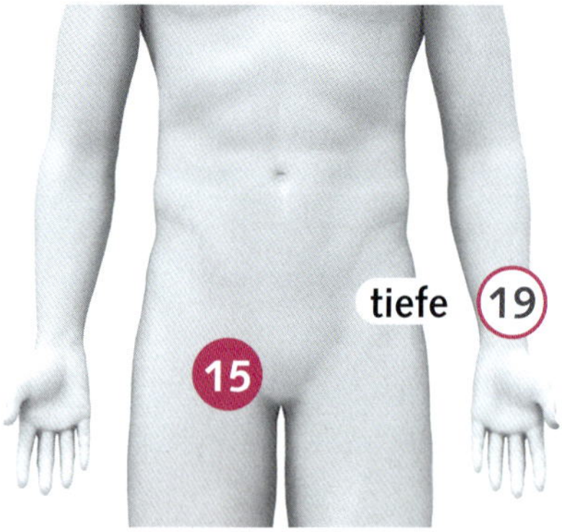

Linke Hand rechte 15

Rechte Hand linkes Handgelenk

Nutze diese Ström-Übung auch bei/für

- Langes Stehen
- Erschöpfung
- Hohem wie niedrigem Blutdruck

Zusätzlich empfohlene Übungen

Beide tiefe 19 halten,
Stoffwechsel & entgiften S. 52–53

BLUTDRUCK
VARIANTE 1

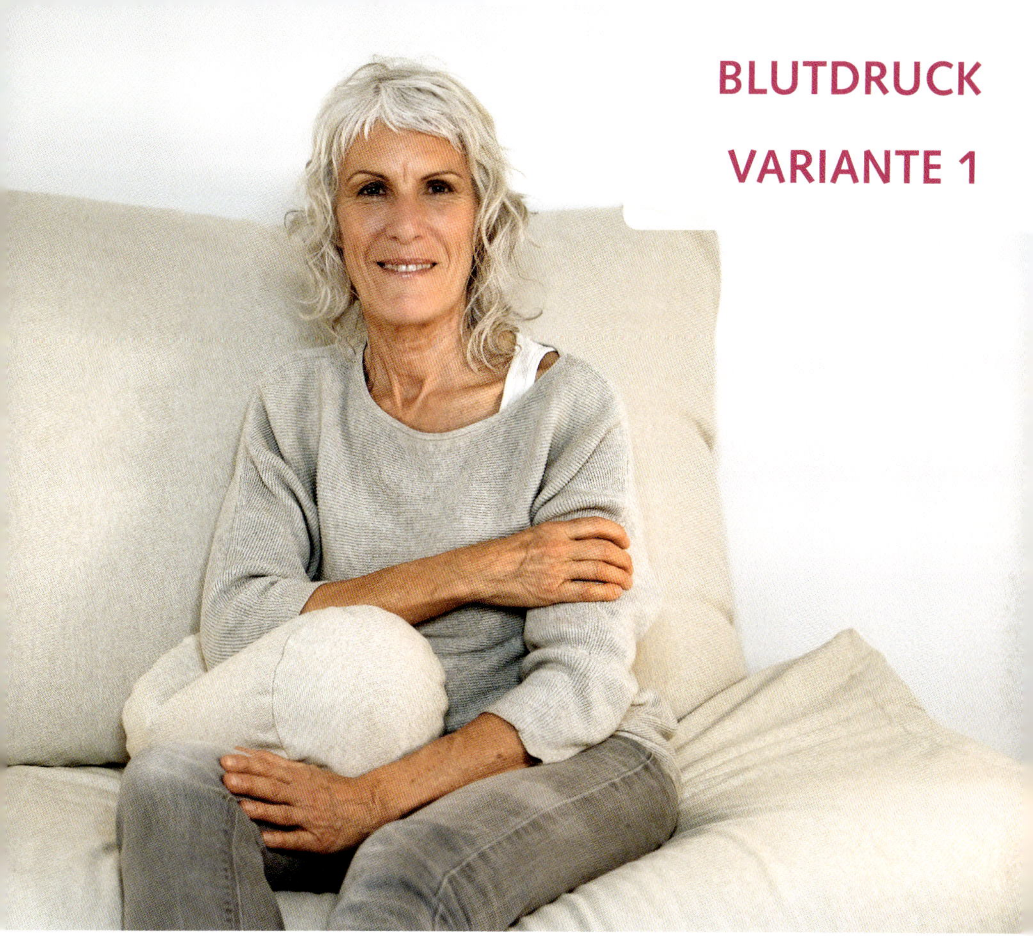

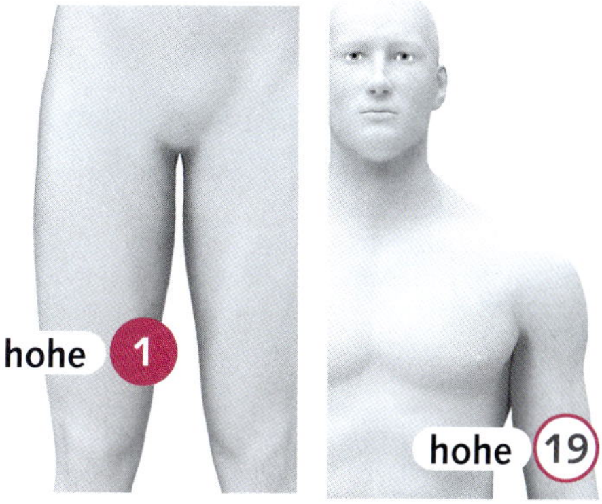

Linke Hand rechte hohe 1

Rechte Hand linke hohe 19

Nutze diese Ström-Übung auch bei/für

- Druck von der Brust lösen
- Aufregung, Ausatmen
- Entspannen, Stottern
- Hohem wie niedrigem Blutdruck

Zusätzlich empfohlene Übungen

Kleinen Finger halten S. 18, Stoffwechsel & entgiften S. 52–53

BLUTDRUCK

VARIANTE 2

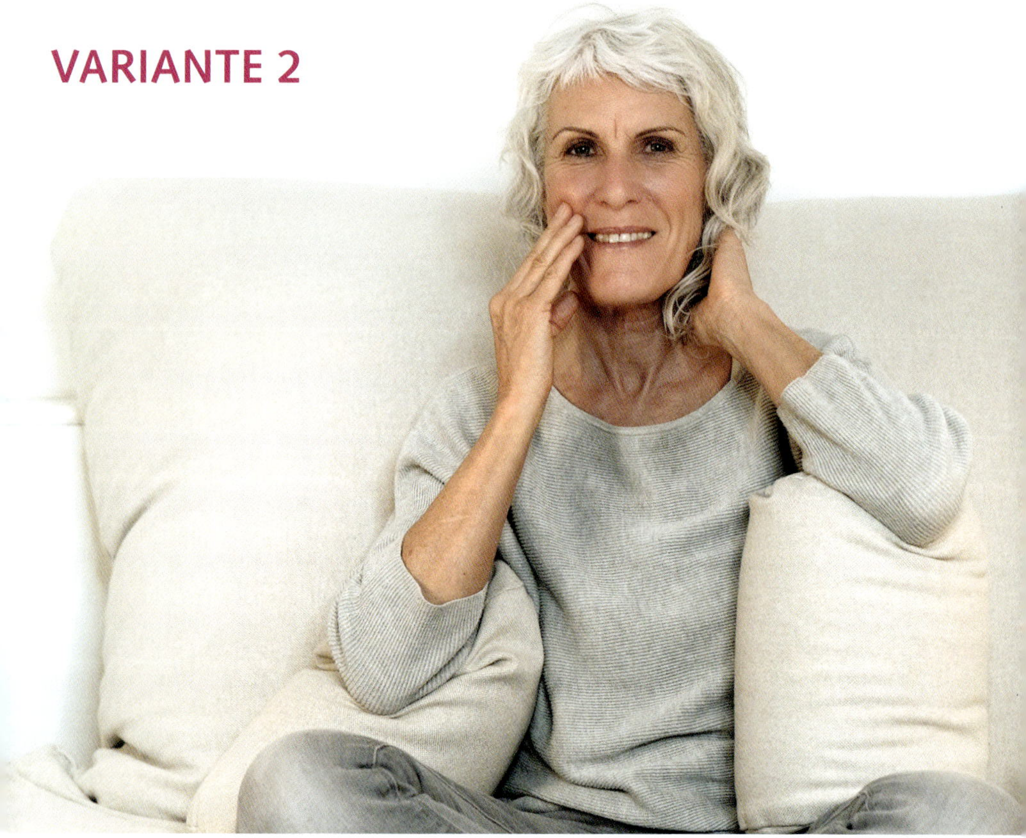

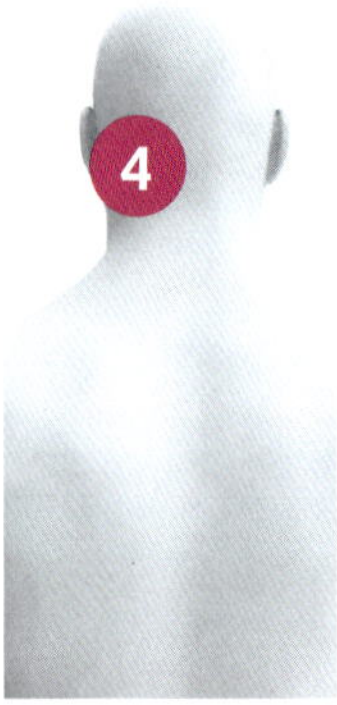

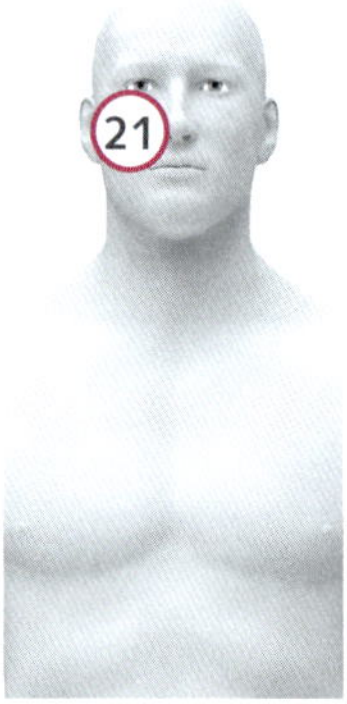

Linke Hand
linke 4

Rechte Hand
rechte 21

Nutze diese Ström-Übung auch bei/für

- Schwindelzuständen
- Hohem wie niedrigem Blutdruck
- Augendruck, Spannungen im Nacken
- Spannungen im oberen Rücken

Zusätzlich empfohlene Übungen

Stoffwechsel & entgiften S. 52–53

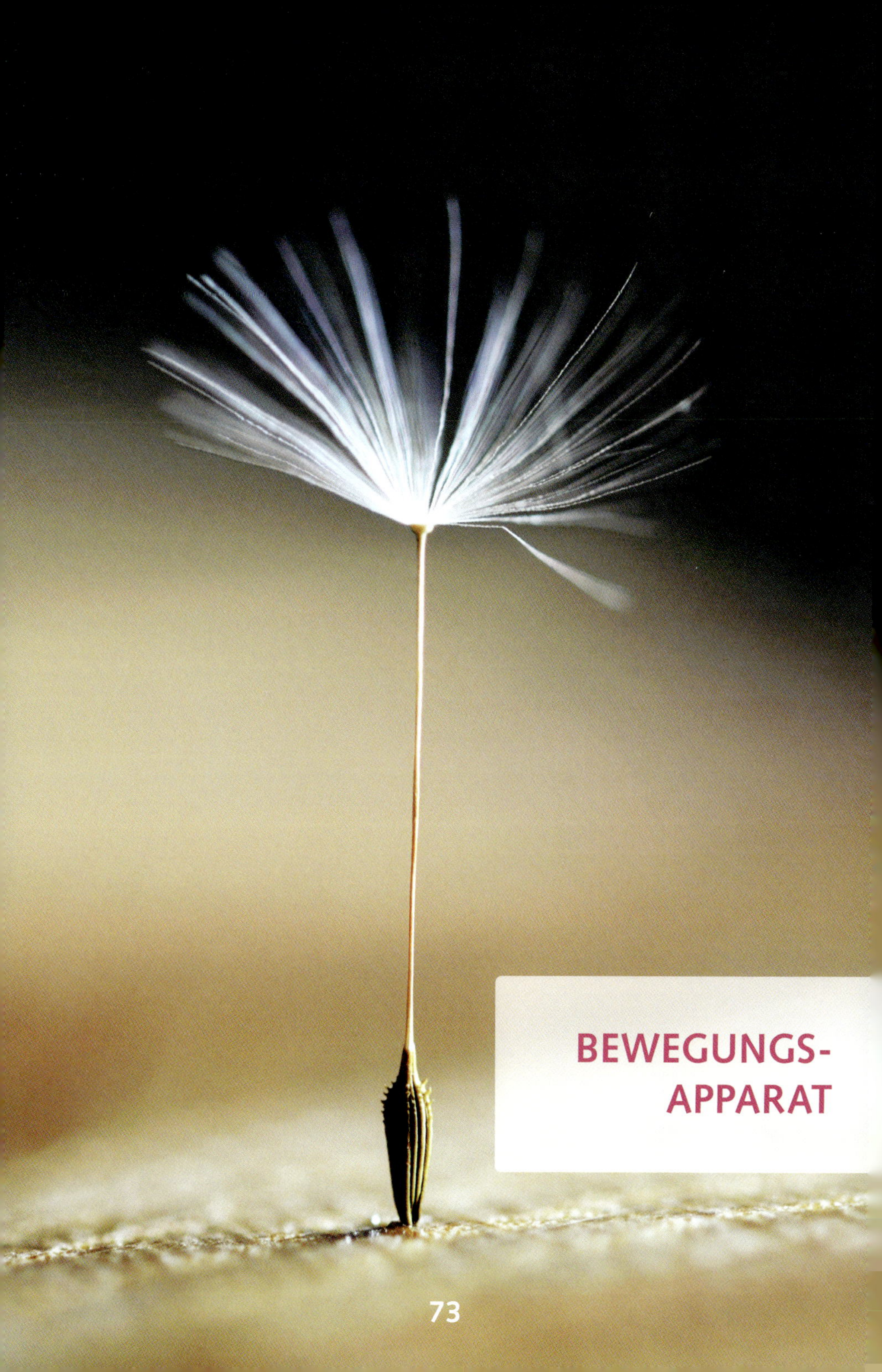

BEWEGUNGS-APPARAT

SCHULTERN ENTLASTEN

VARIANTE 1

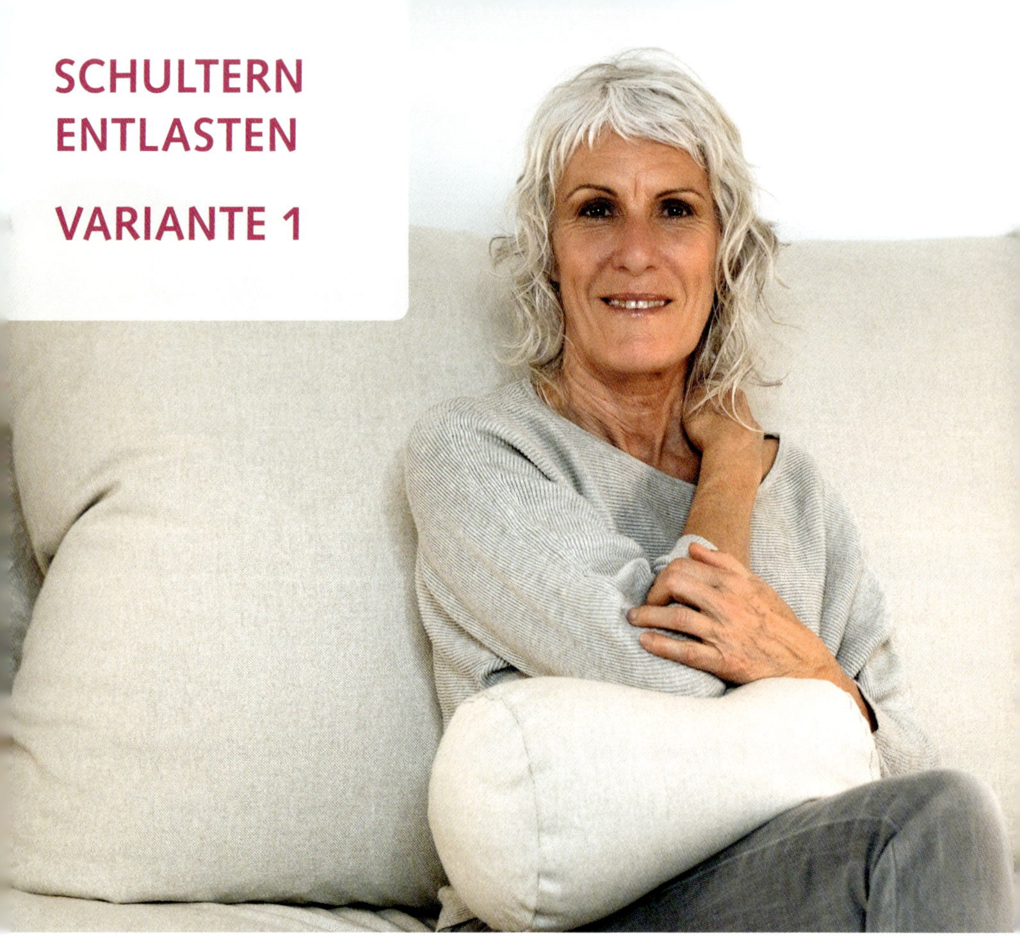

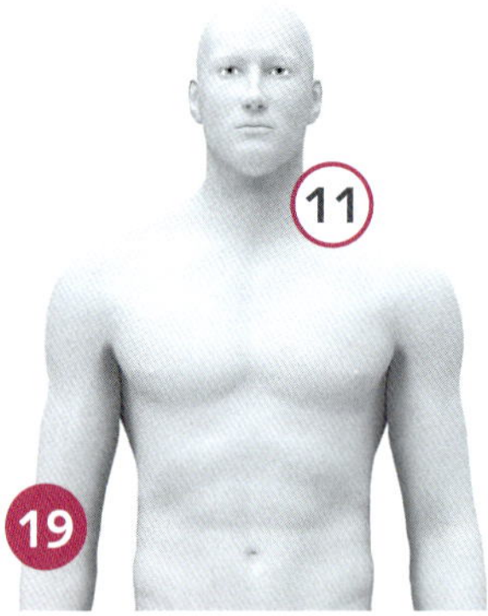

Linke Hand
rechte 19

Rechte Hand
linke 11

Nutze diese Ström-Übung auch bei/für

- Nackenverspannungen, Arme
- Sehnenscheidenentzündung
- Tennisarm, Karpaltunnelsyndrom

Zusätzlich empfohlene Übungen

Rückenmuskulatur S. 79,
bei Entzündungen:
Immunsystem stärken S. 50–51,
Stoffwechsel & entgiften S. 52–53

SCHULTERN ENTLASTEN

VARIANTE 2

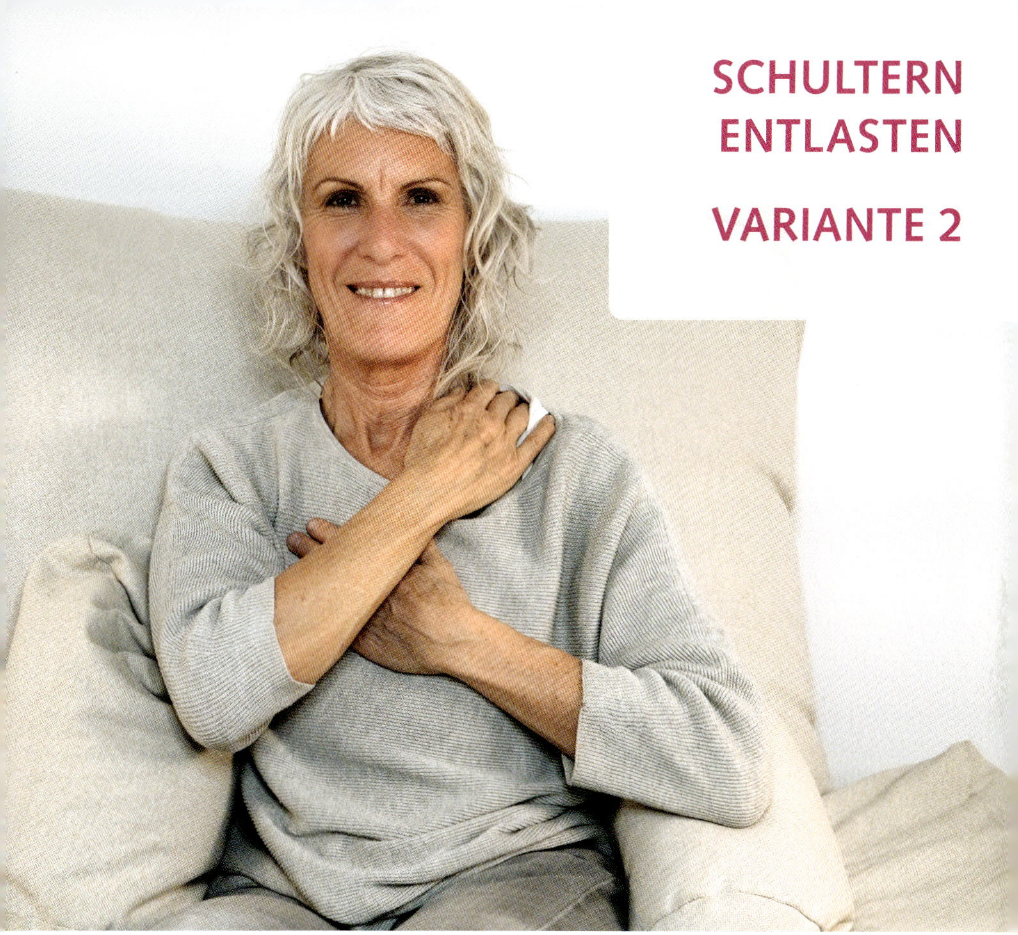

Nutze diese Ström-Übung auch bei/für

- Überforderung lösen, Schulterschmerzen
- Sehnenscheidenentzündung
- Armschmerzen bis in die Fingerspitzen

Zusätzlich empfohlene Übungen

Rückenmuskulatur S. 79,
bei Entzündungen:
Immunsystem stärken S. 50–51,
Stoffwechsel & entgiften S. 52–53

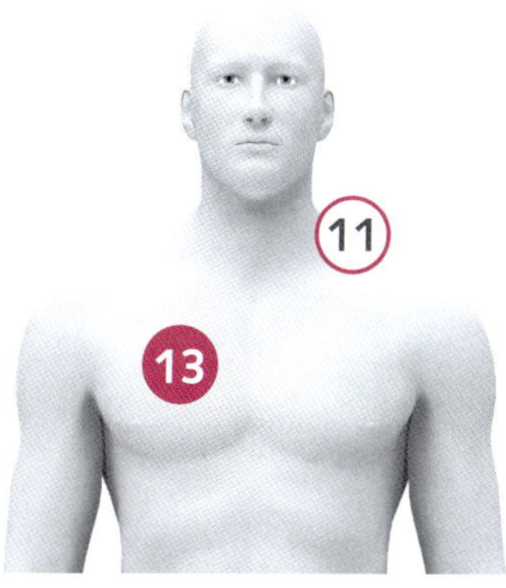

Linke Hand rechte 13

Rechte Hand linke 11

RÜCKEN ENTLASTEN

VARIANTE 1

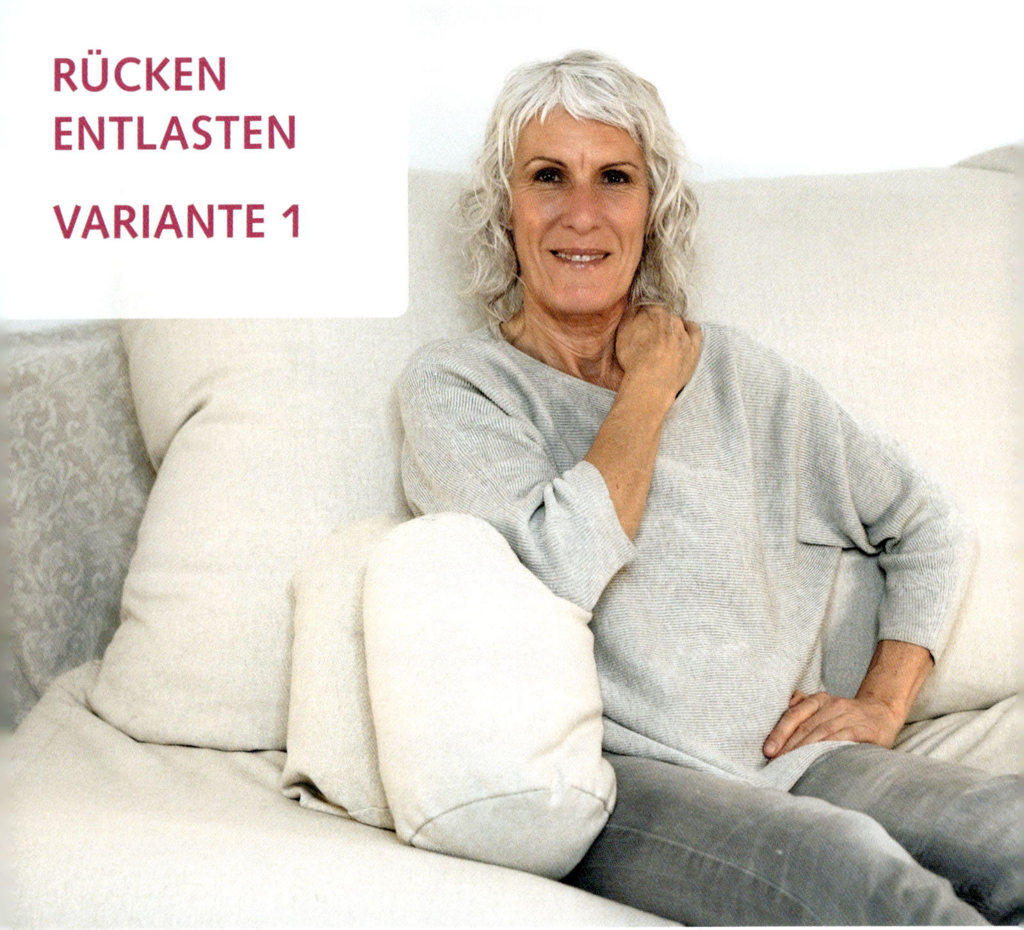

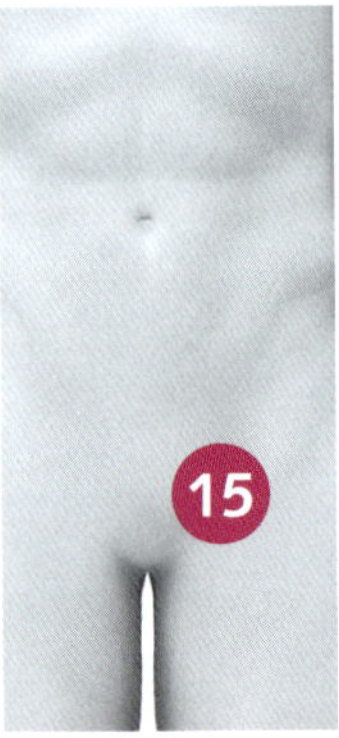

Linke Hand
linke 15

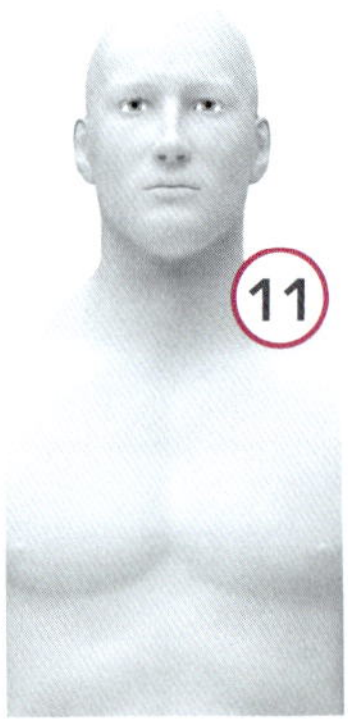

Rechte Hand
linke 11

Nutze diese Ström-Übung auch bei/für

- Entscheidungskraft und Lebensfreude
- Schultern, Rücken, Wirbelsäule
- Regeneration bei sitzenden Tätigkeiten

Zusätzlich empfohlene Übungen

Alle Übungen für die Wirbelsäule
von S. 76–81

RÜCKEN ENTLASTEN

VARIANTE 2

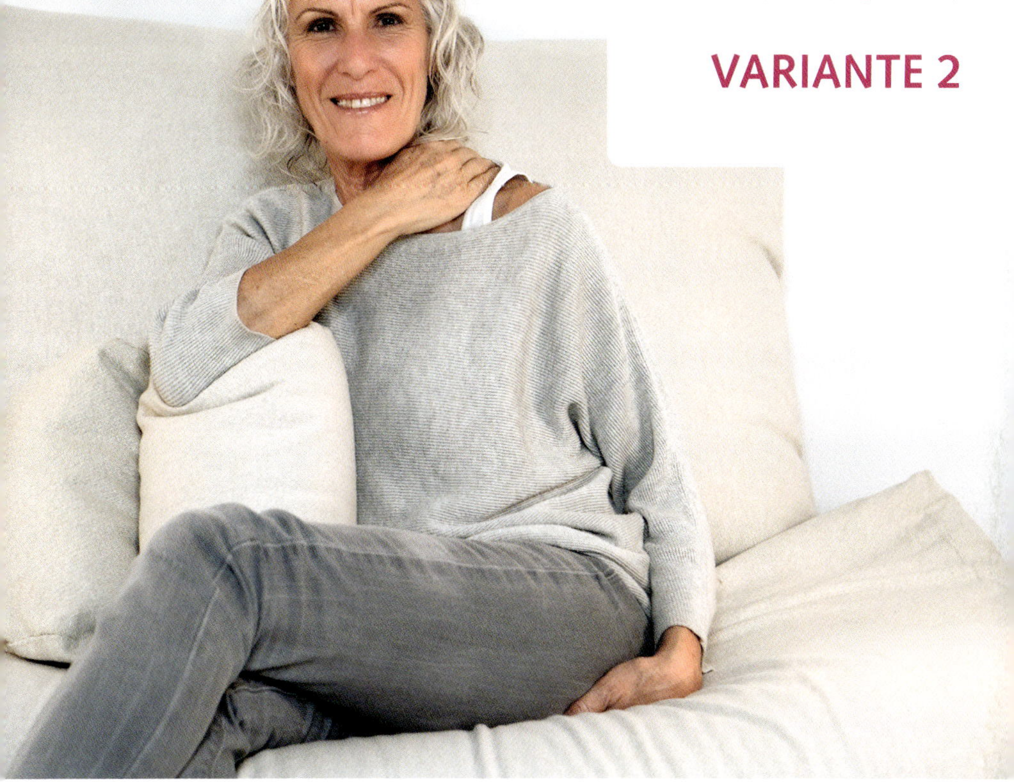

Nutze diese Ström-Übung auch bei/für

- Entscheidungskraft und Ruhe
- Schultern, Rücken, Wirbelsäule
- Entspannung bei sitzenden Tätigkeiten
- Blinddarm, Hämorrhoiden

Zusätzlich empfohlene Übungen

Alle Übungen für die Wirbelsäule
von S. 76–81

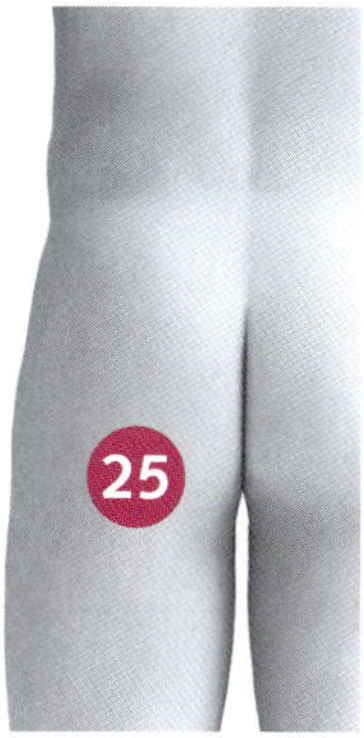

Linke Hand
linke 25

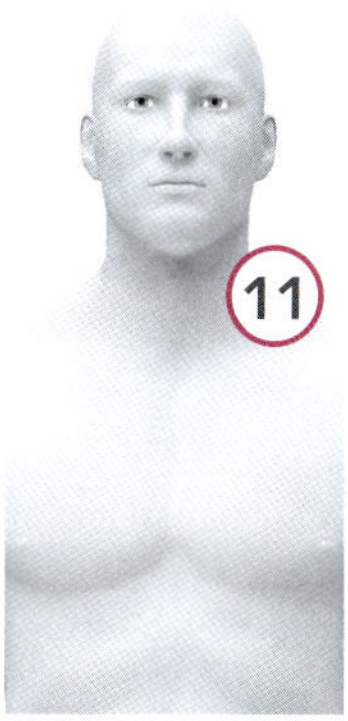

Rechte Hand
linke 11

WIRBELSÄULE AUSRICHTEN

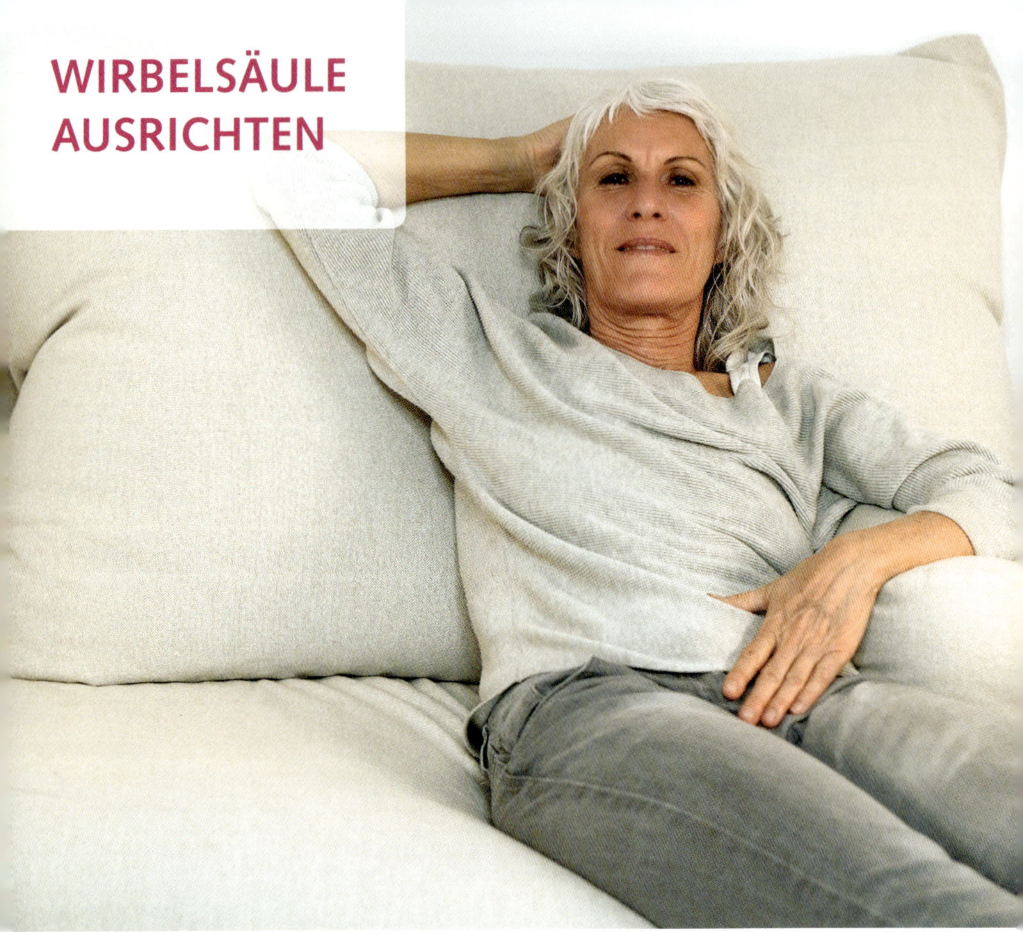

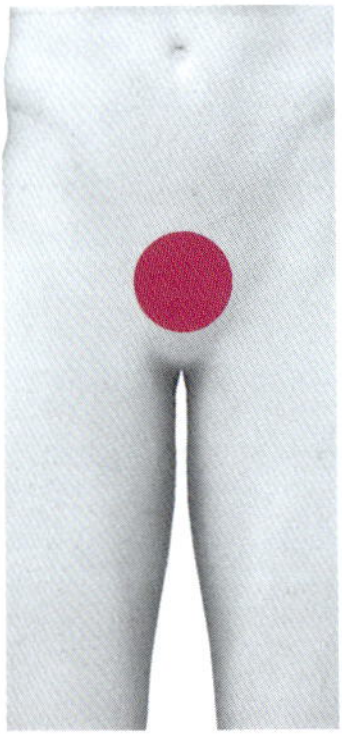

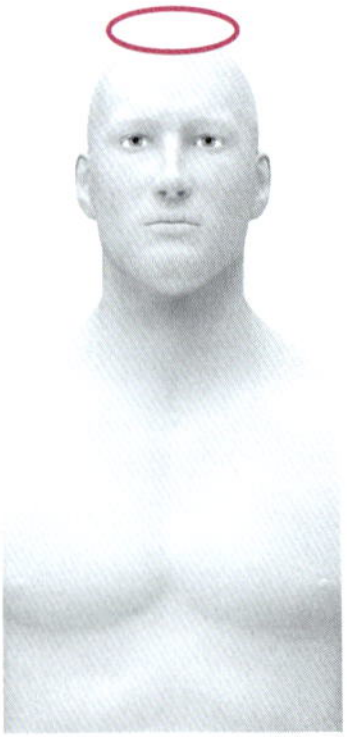

Linke Hand
Schambein

Rechte Hand
Kopfmitte

Nutze diese Ström-Übung auch bei/für

- Hilft der gesamten Wirbelsäule
- Bandscheibenvorfall, Skoliose
- Bringt Energie in die Beine

Zusätzlich empfohlene Übungen

Alle Übungen für die Wirbelsäule von S. 76–81

RÜCKEN-MUSKULATUR

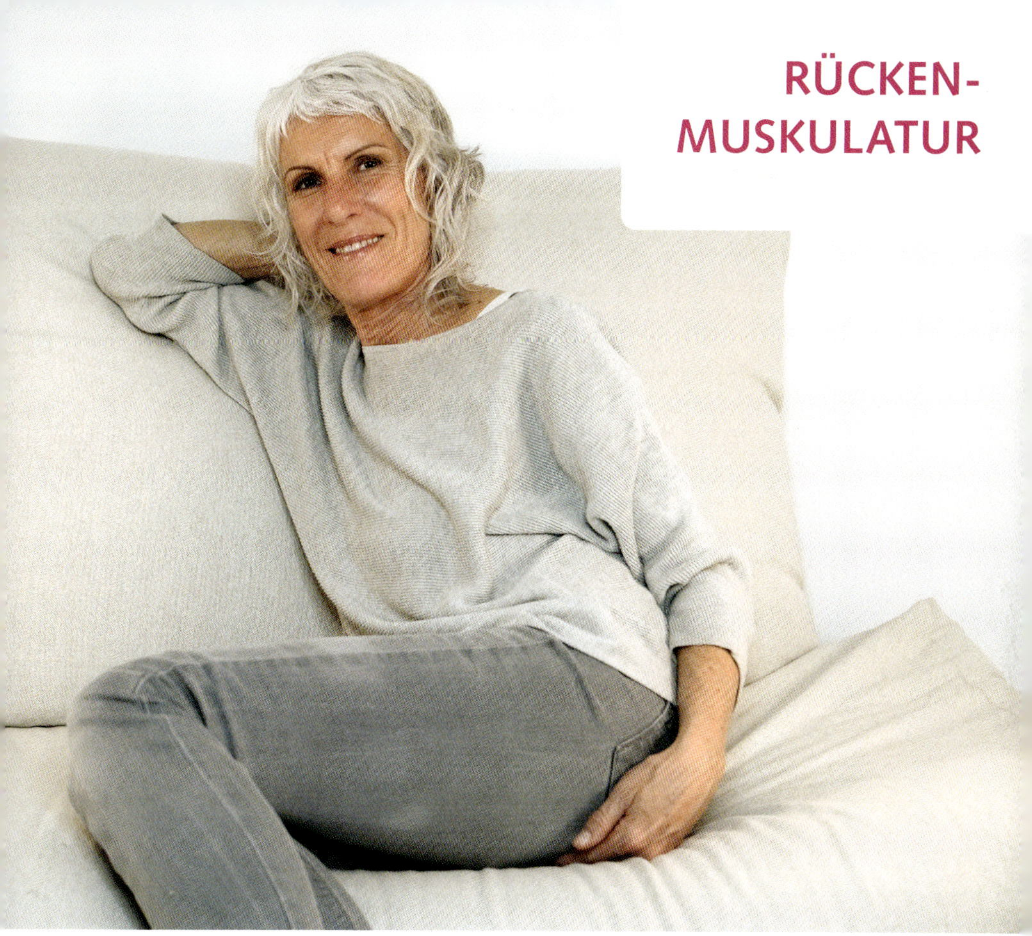

Nutze diese Ström-Übung auch bei/für

- Bandscheibenvorfall, Skoliose
- Harmonisieren der Rückenmuskulatur
- Stress und Anspannung, Perfektionismus

Zusätzlich empfohlene Übungen

Alle Übungen für die Wirbelsäule von S. 76–81

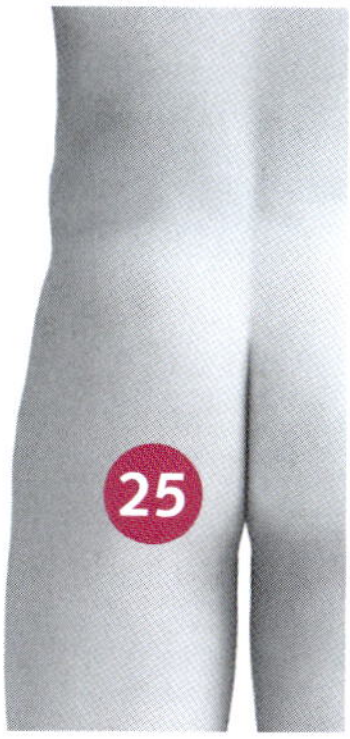

Linke Hand
linke 25

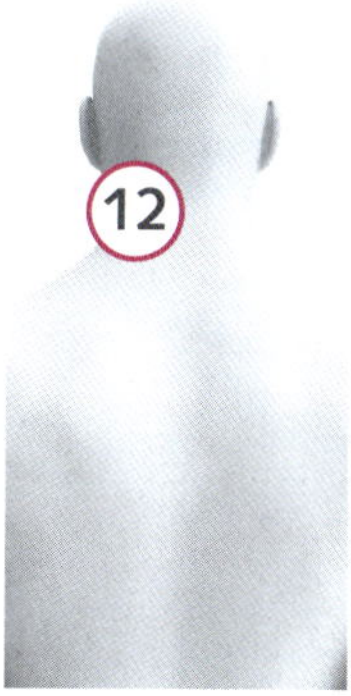

Rechte Hand
linke 12

ISCHIAS-SCHMERZEN

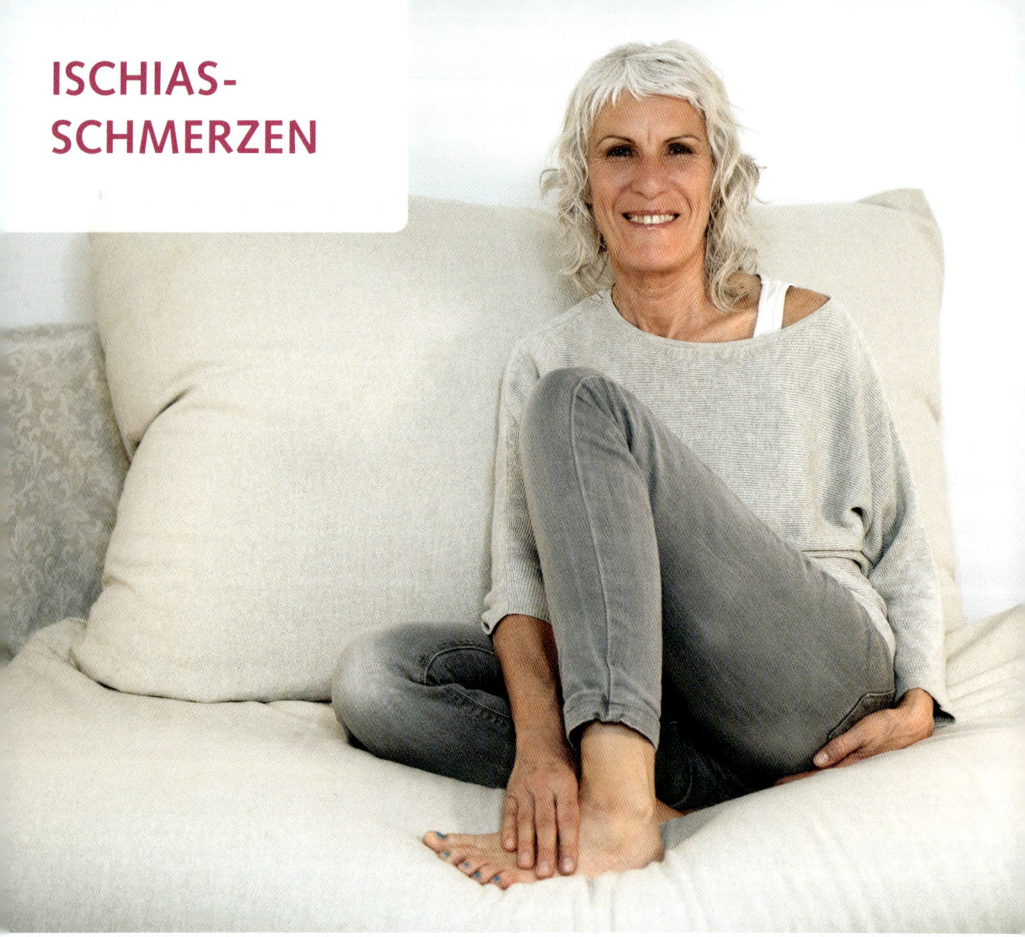

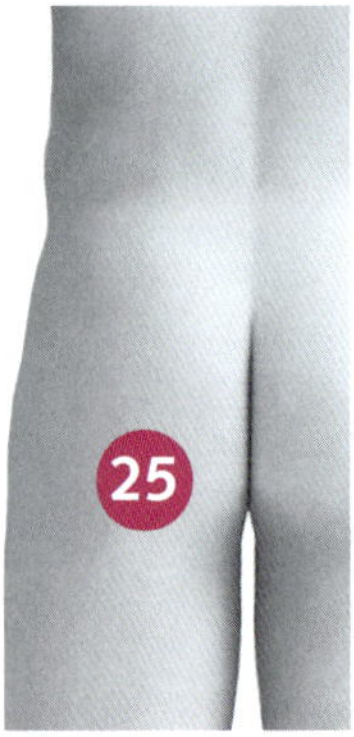

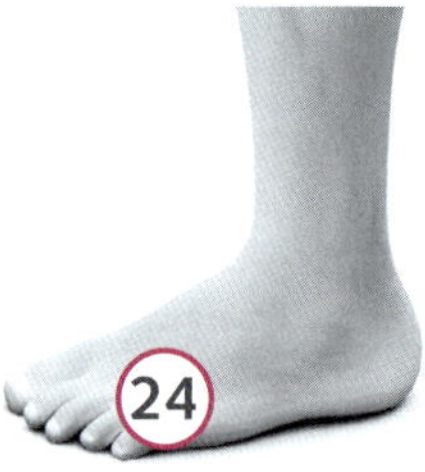

Linke Hand
linke 25

Rechte Hand
linke 24

Nutze diese Ström-Übung auch bei/für

- Ischias-Nervenschmerzen
- Nervenbeschwerden in den Beinen
- Bandscheibenvorfall

Zusätzlich empfohlene Übungen

Alle Übungen für die Wirbelsäule von S. 76–81

LENDEN-WIRBELSÄULE UND HÜFTE

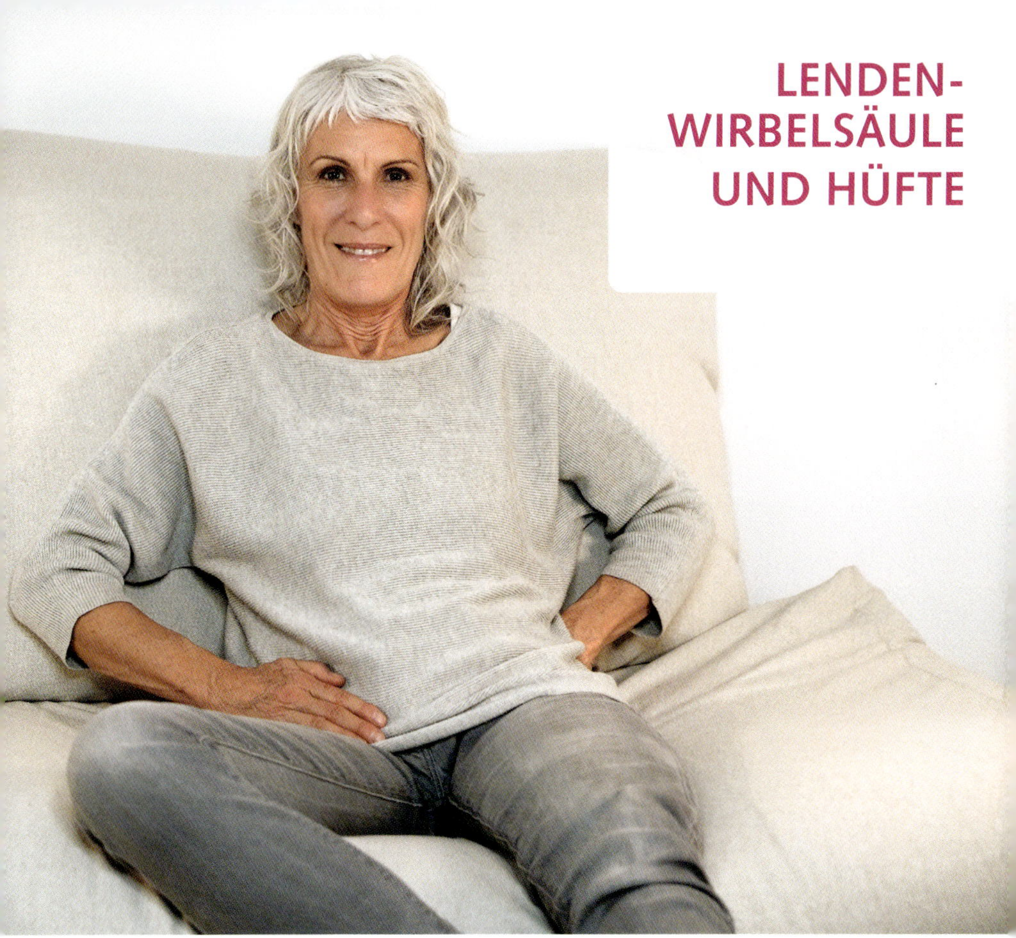

Nutze diese Ström-Übung auch bei/für

- Spannungen aus dem Becken lösen
- Lendenwirbelsäule, Bandscheiben
- Hüftschmerzen
- bei hartem wie weichem Stuhl

Zusätzlich empfohlene Übungen

Alle Übungen für die Wirbelsäule von S. 76–81

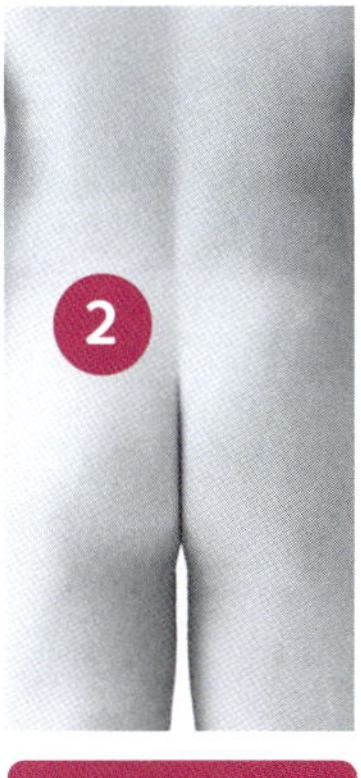

Linke Hand linke 2

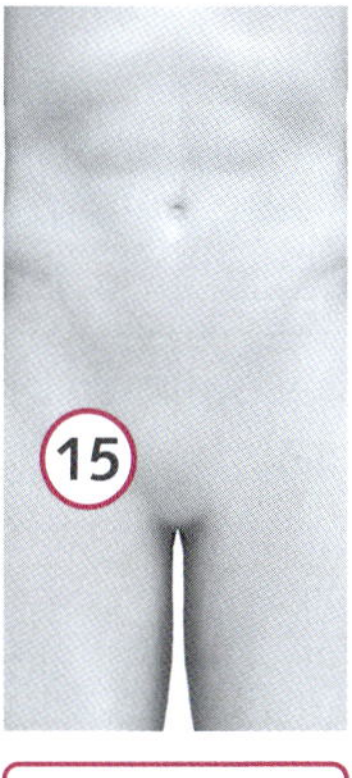

Rechte Hand rechte 15

HÜFTEN
BEINE
KNIE

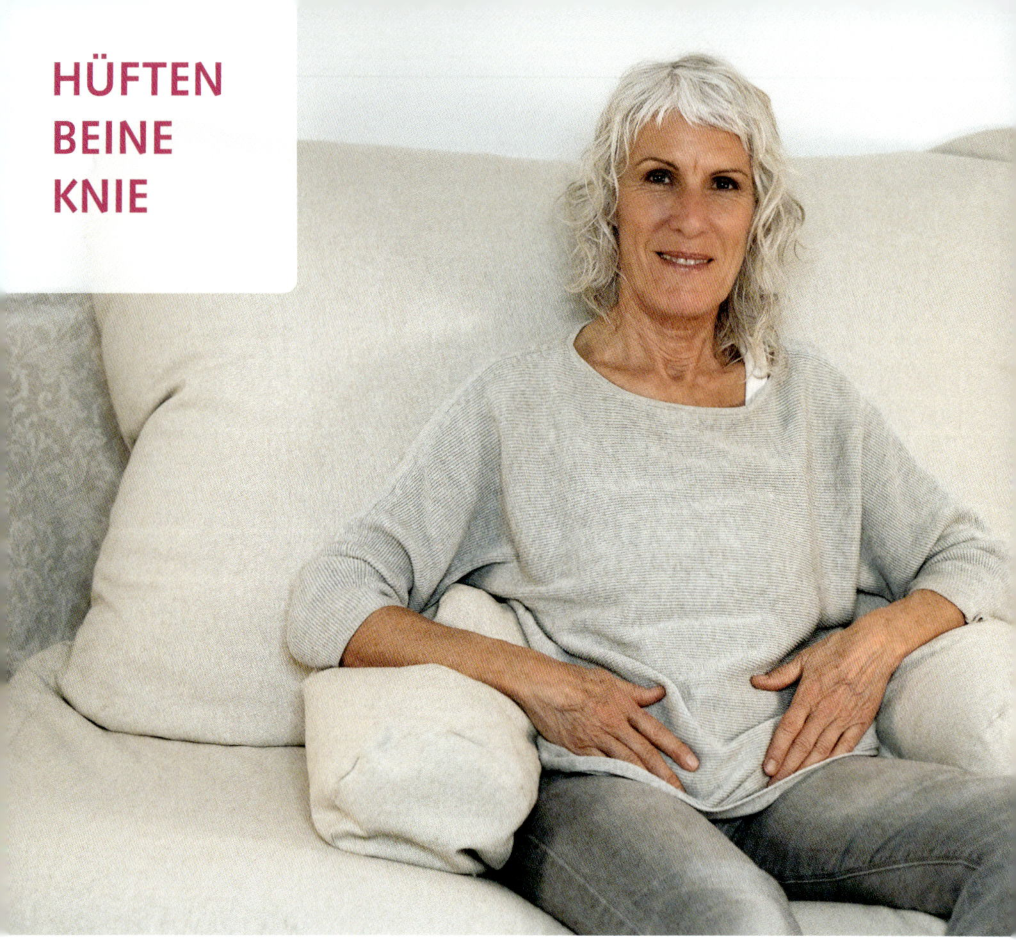

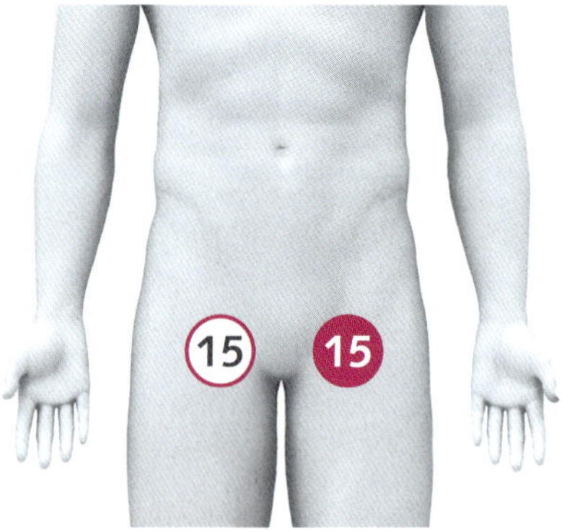

Linke Hand
linke 15

Rechte Hand
rechte 15

Nutze diese Ström-Übung auch bei/für

- Hüftschmerzen, Knie, Fußgelenk
- Schmerzen in den Beinen, Venen
- Durchblutung der Beine, Krampfadern

Zusätzlich empfohlene Übungen

Körperliche Kraft S. 26–27,
Lendenwirbelsäule & Hüfte S. 81
Schmerzstelle und Energietor 1 halten

KNIEGELENK

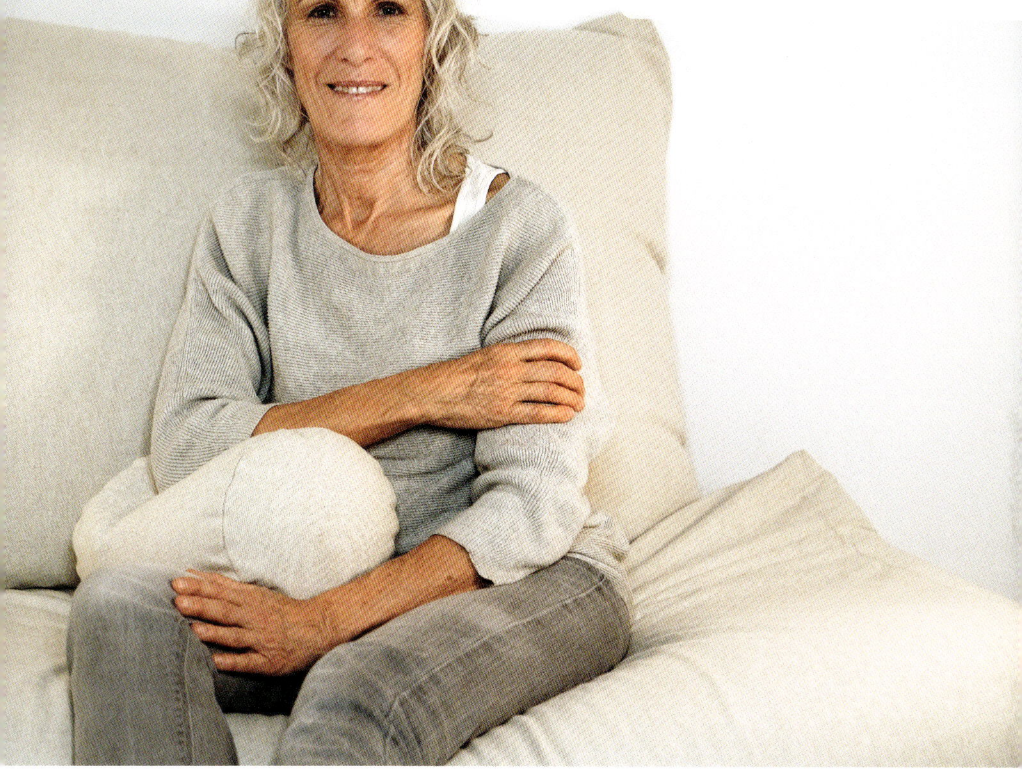

Nutze diese Ström-Übung auch bei/für

- Standfestigkeit
- Knieschmerzen
- Meniskus, Bakerzyste

Zusätzlich empfohlene Übungen

Knie links und rechts halten
„Ström-Pflaster" S. 41,
Körperliche Kraft S. 26–27,
Beine & Knie S. 82

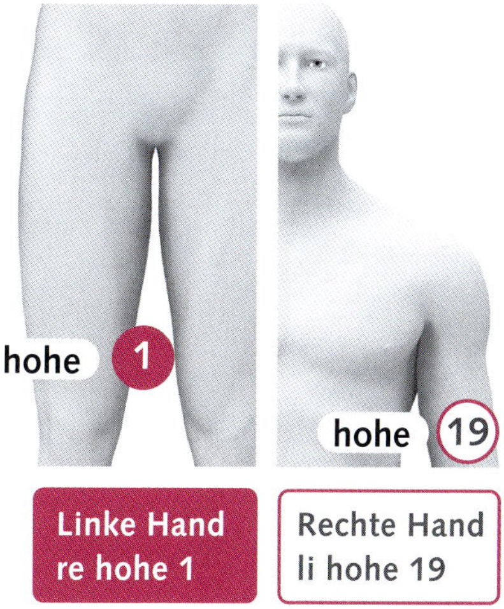

GELENKE

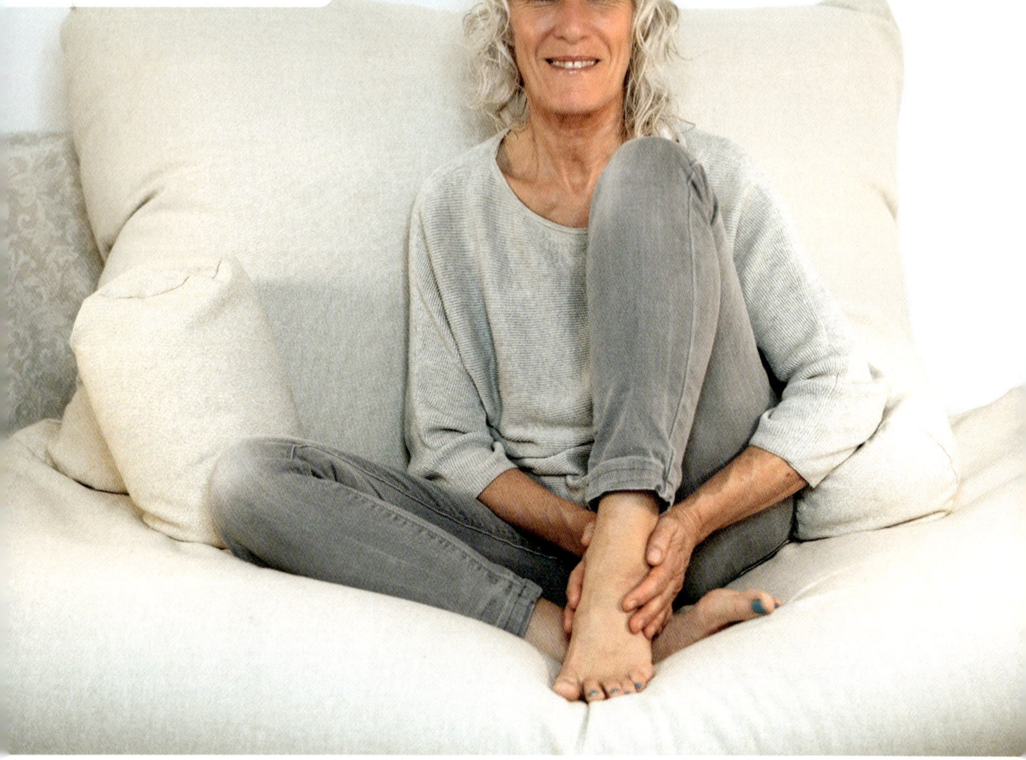

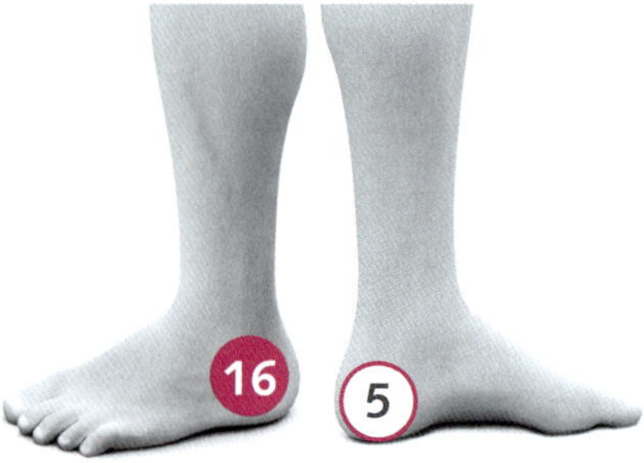

Linke Hand
linke 16

Rechte Hand
linke 5

Nutze diese Ström-Übung auch bei/für

- Steifheit in den Gelenken, Rheuma
- Achillessehne, ständiges Einknicken
- Fersensporn
- Den eigenen Standpunkt einnehmen

Zusätzlich empfohlene Übungen

Mittelfinger halten S. 18,
Schläfenkopfschmerz S. 65

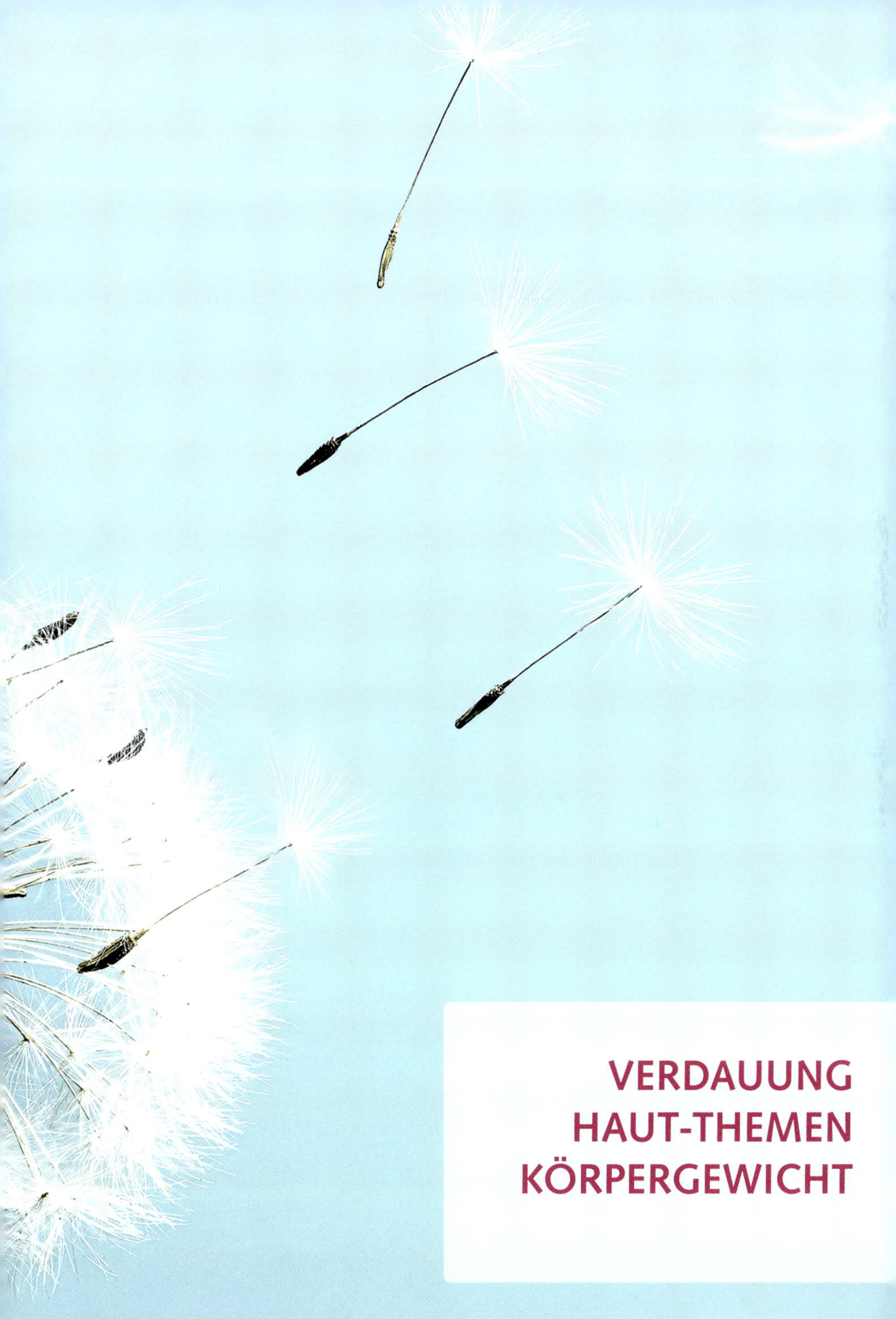

VERDAUUNG
HAUT-THEMEN
KÖRPERGEWICHT

VERDAUUNGS-KRAFT

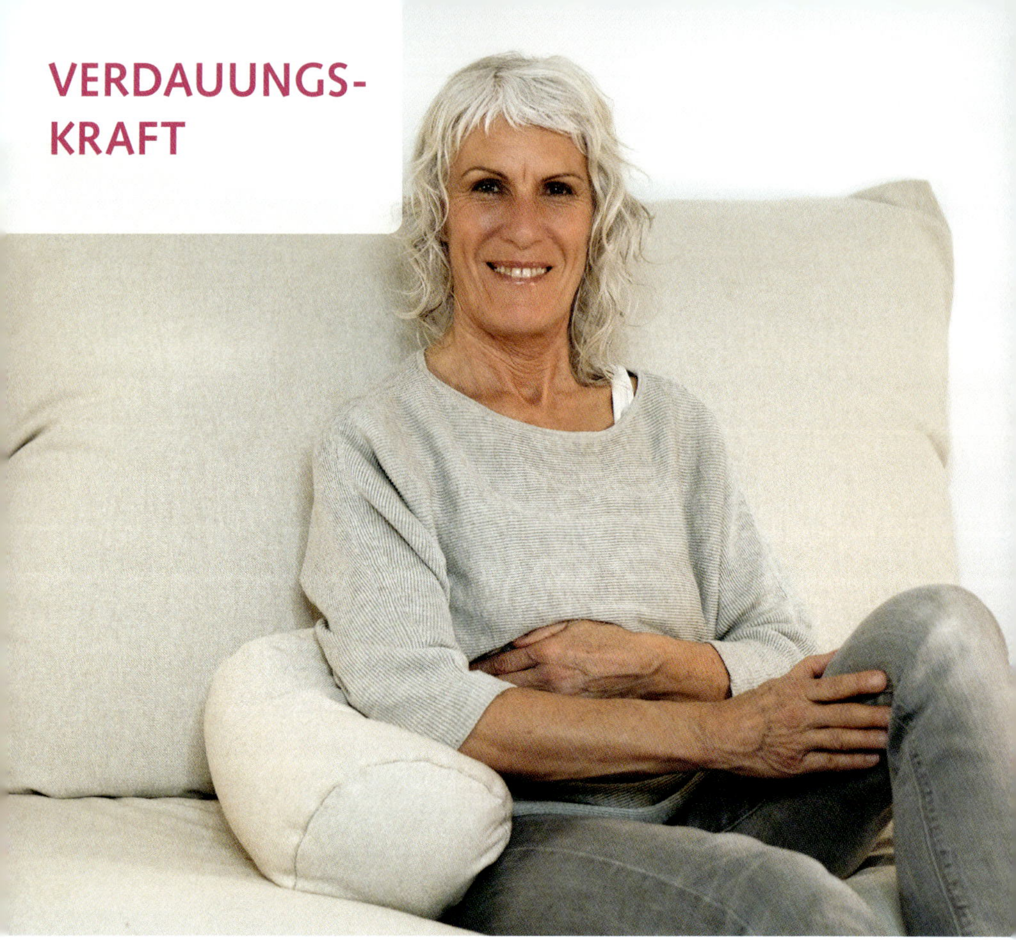

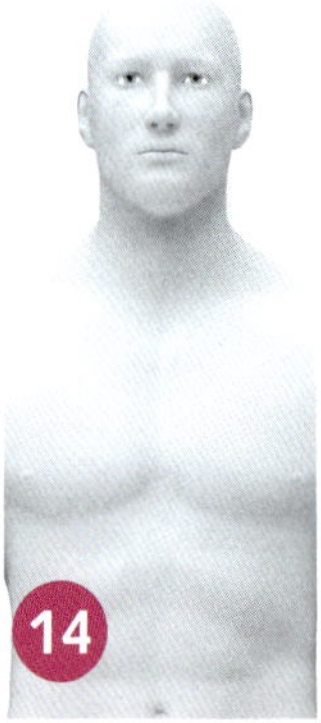

Linke Hand rechte 14

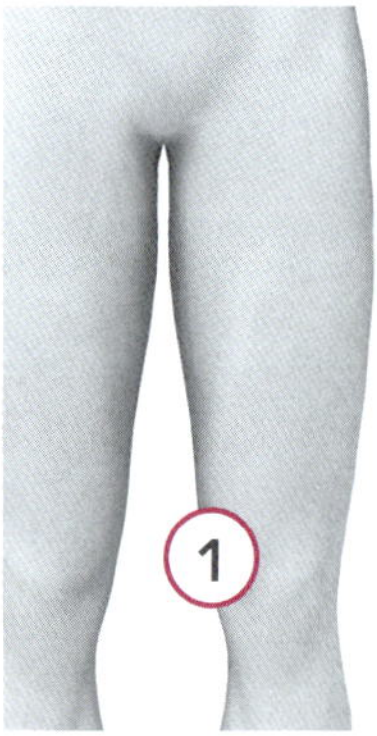

Rechte Hand linke 1

Nutze diese Ström-Übung auch bei/für

- Verdauen, Verarbeiten und Loslassen
- Übelkeit, Blähungen
- Druckgefühl im Bauch, Haut-Themen
- Allergien und Unverträglichkeiten

Zusätzlich empfohlene Übungen

Finger strömen S. 18–19
„Die Mitte stärken" S. 20,
Stoffwechsel & entgiften S. 90

SODBRENNEN

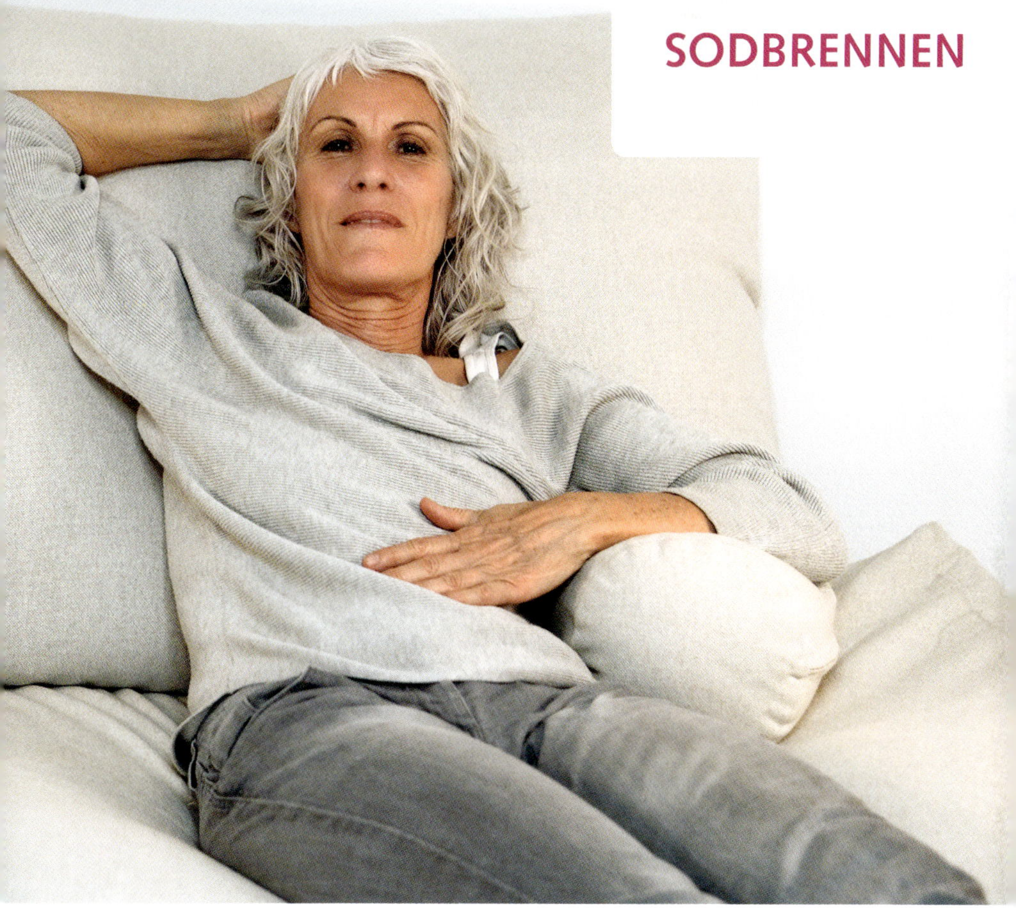

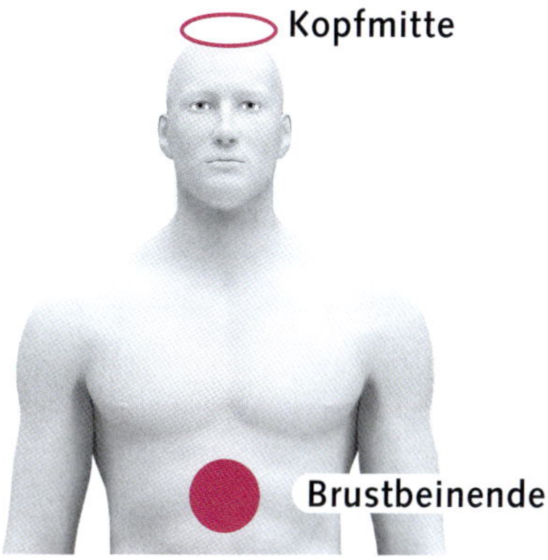

Nutze diese Ström-Übung auch bei/für

- Magen, Völlegefühl
- Verdauung, Blähungen
- Nervliche Anspannung

Zusätzlich empfohlene Übungen

Daumen, kleinen Finger strömen S. 18
Körpergewicht S. 88,
Stoffwechsel & entgiften S. 90

Linke Hand
Brustbeinende

Rechte Hand
Kopfmitte

KÖRPER-GEWICHT

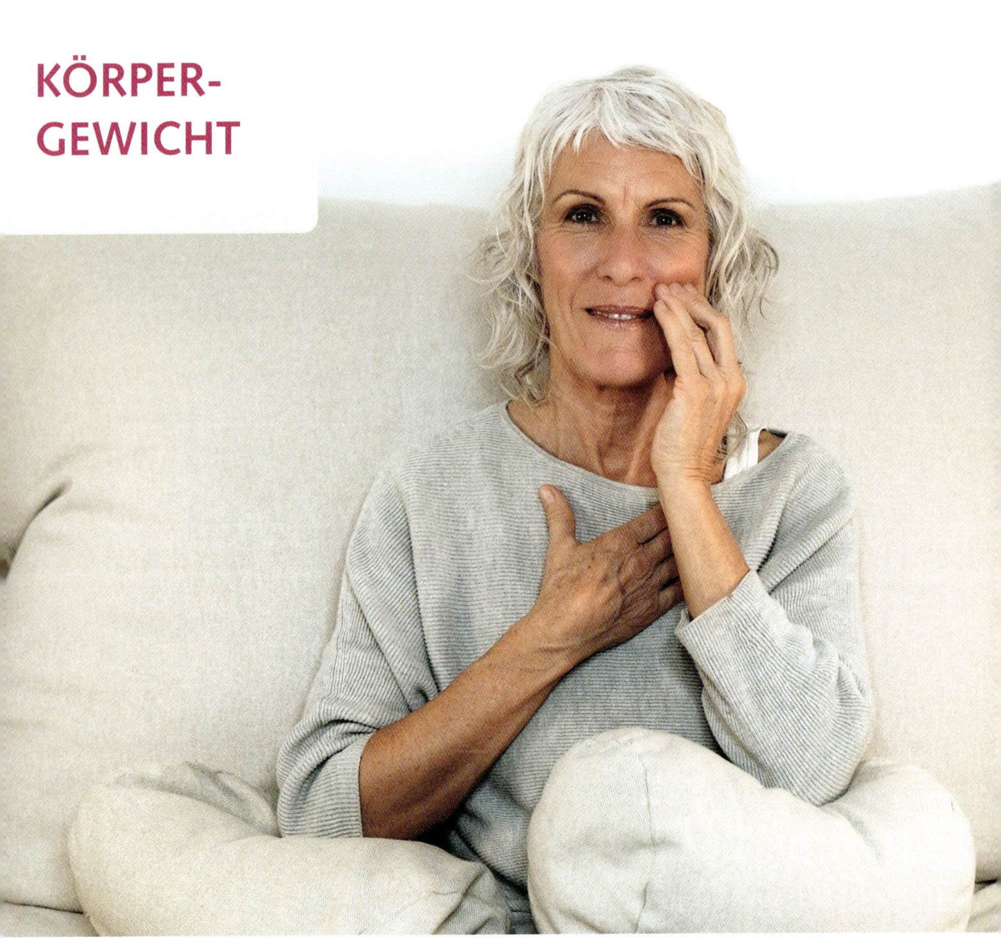

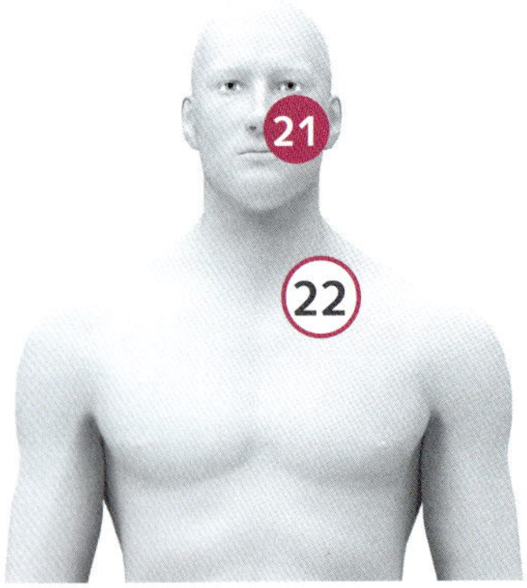

Linke Hand
linke 21

Rechte Hand
linke 22

Nutze diese Ström-Übung auch bei/für

- Über- wie Untergewicht, Haut-Themen
- Magenschmerzen, Sodbrennen
- Blähungen
- Sorgen lösen, gut für sich sorgen

Zusätzlich empfohlene Übungen

Verdauungskraft S. 24–25
Heißhunger auf Süßes S. 89

HEISSHUNGER AUF SÜSSES

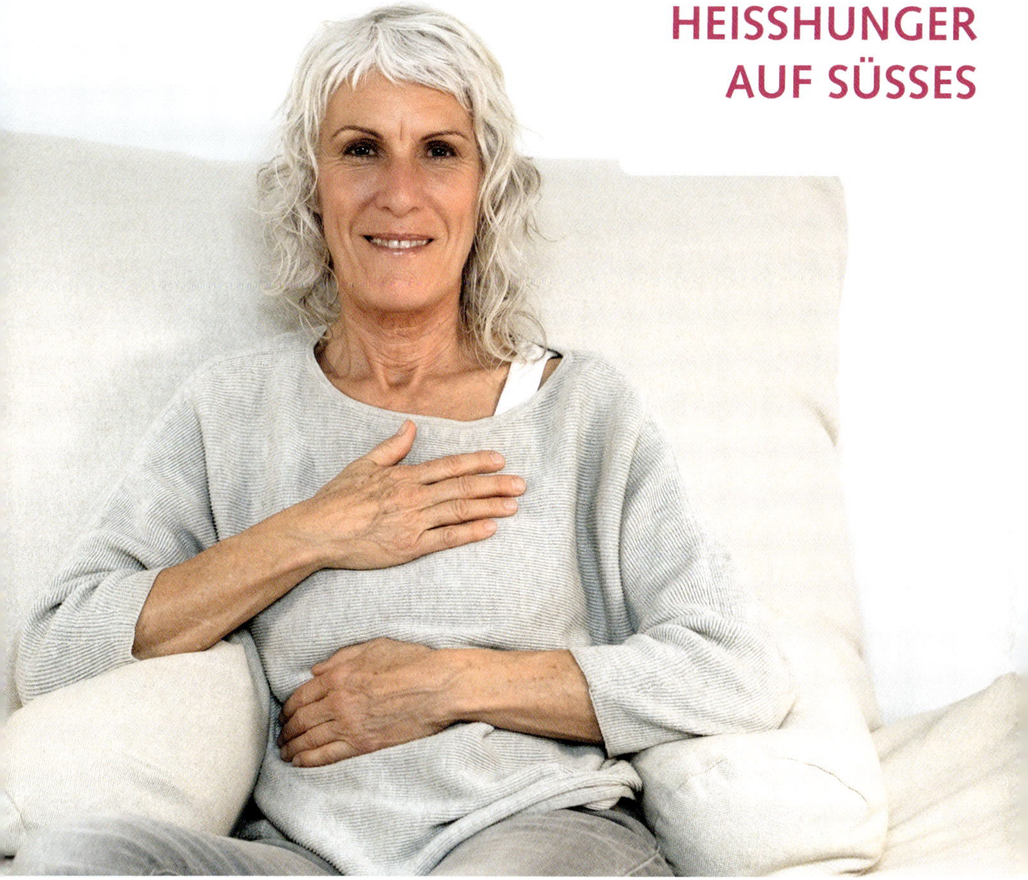

Nutze diese Ström-Übung auch bei/für

- Magenbeschwerden
- Müdigkeit nach dem Essen
- Milz, Bauchspeicheldrüse
- Haut-Themen, Bindegewebe

Zusätzlich empfohlene Übungen

Verdauungskraft S. 24–25
Blähungen und Zahnen S. 92

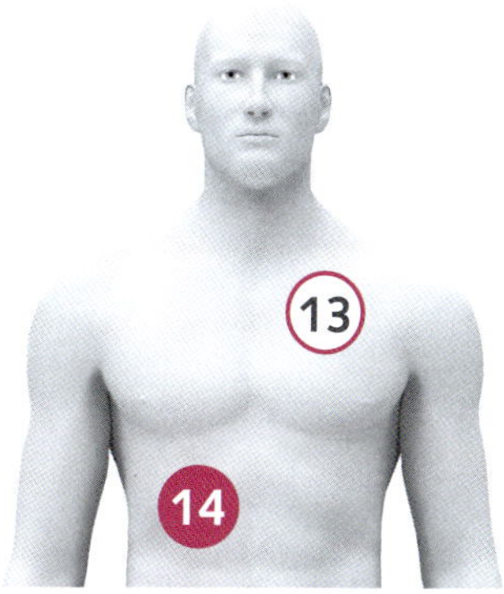

Linke Hand rechte 14

Rechte Hand linke 13

STOFFWECHSEL UND ENTGIFTEN

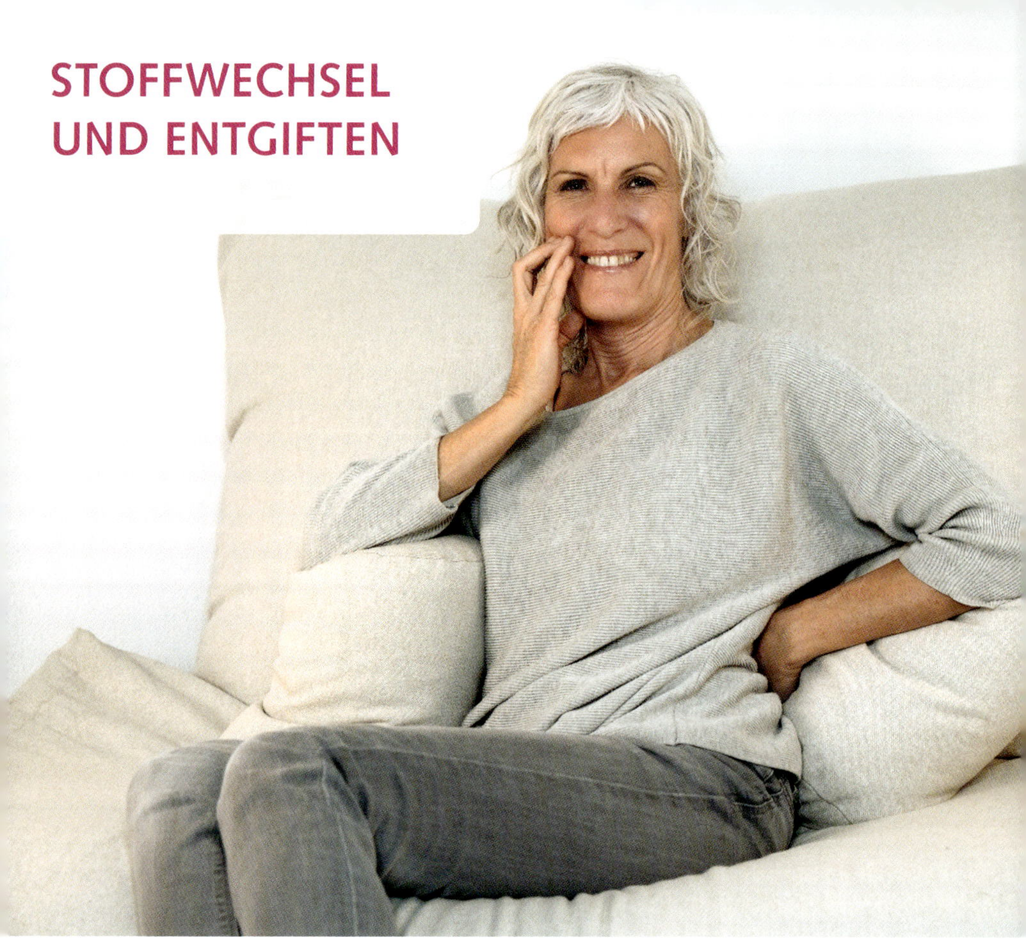

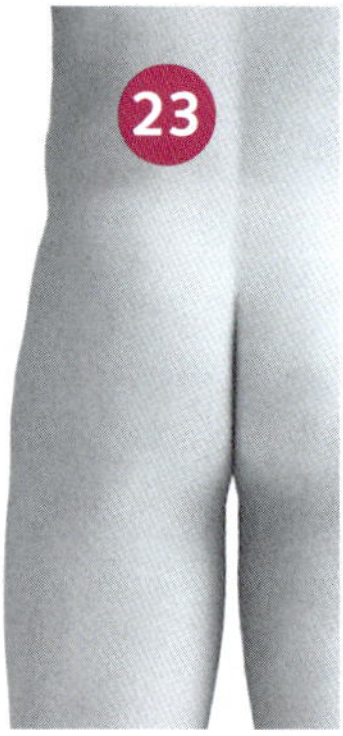

Linke Hand
linke 23

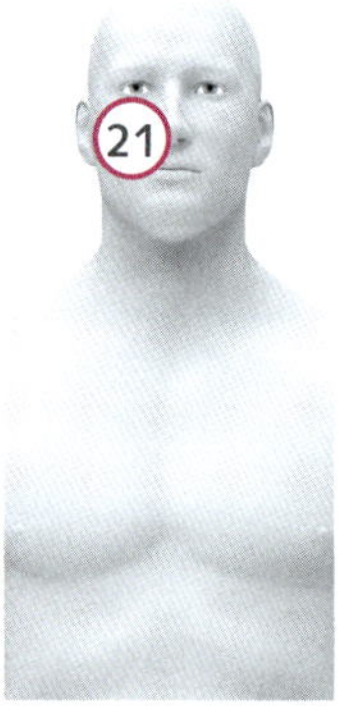

Rechte Hand
rechte 21

Nutze diese Ström-Übung auch bei/für

- Entgiften, Entschlacken, Entwässerung
- Diabetes, Blutdruck (zu hoch/nieder)
- Cholesterinspiegel
- Akne, Neurodermitis

Zusätzlich empfohlene Übungen

Verdauungskraft S. 24–25,
Stoffwechsel & entgiften S. 52–53,
Haut & Bindegewebe S. 91

HAUT UND BINDEGEWEBE

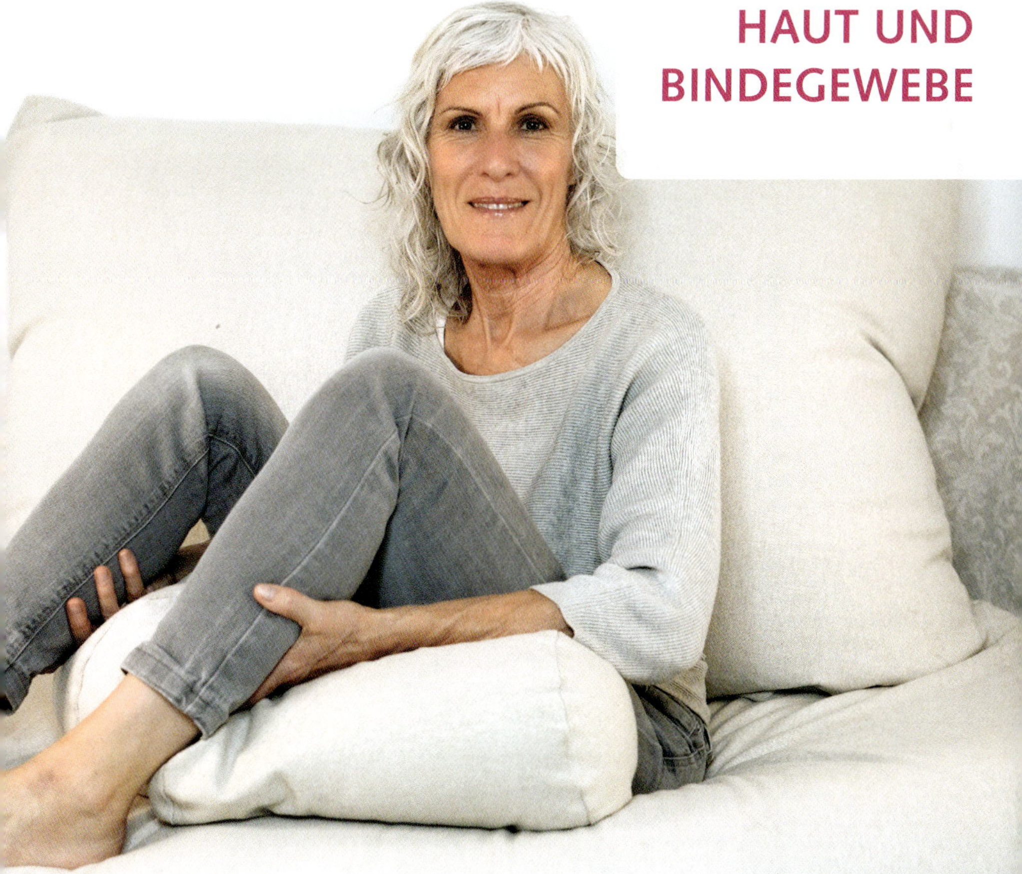

Nutze diese Ström-Übung auch bei/für

- Neurodermitis, Juckreiz, Akne, Sonnenbrand
- Gewebebildung bei allen Narben
- trockene Haut und Schleimhäute,
- Unruhe, nervliche Anspannung

Zusätzlich empfohlene Übungen

Mentale Kraft S. 22–23,
Verdauungskraft S. 24–25
Stoffwechsel & entgiften S. 52–53

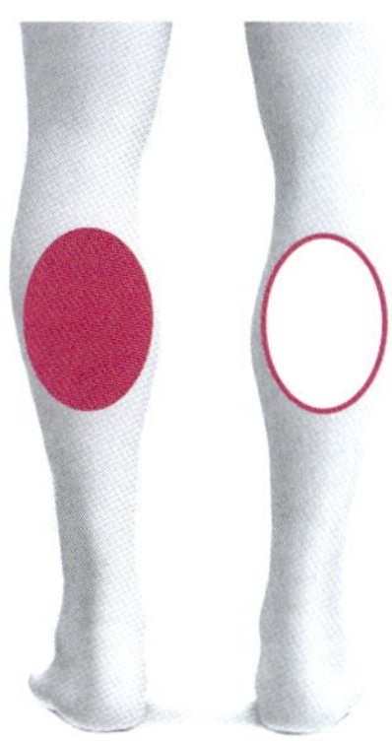

Linke Hand linke Wade

Rechte Hand rechte Wade

BLÄHUNGEN UND ZAHNEN

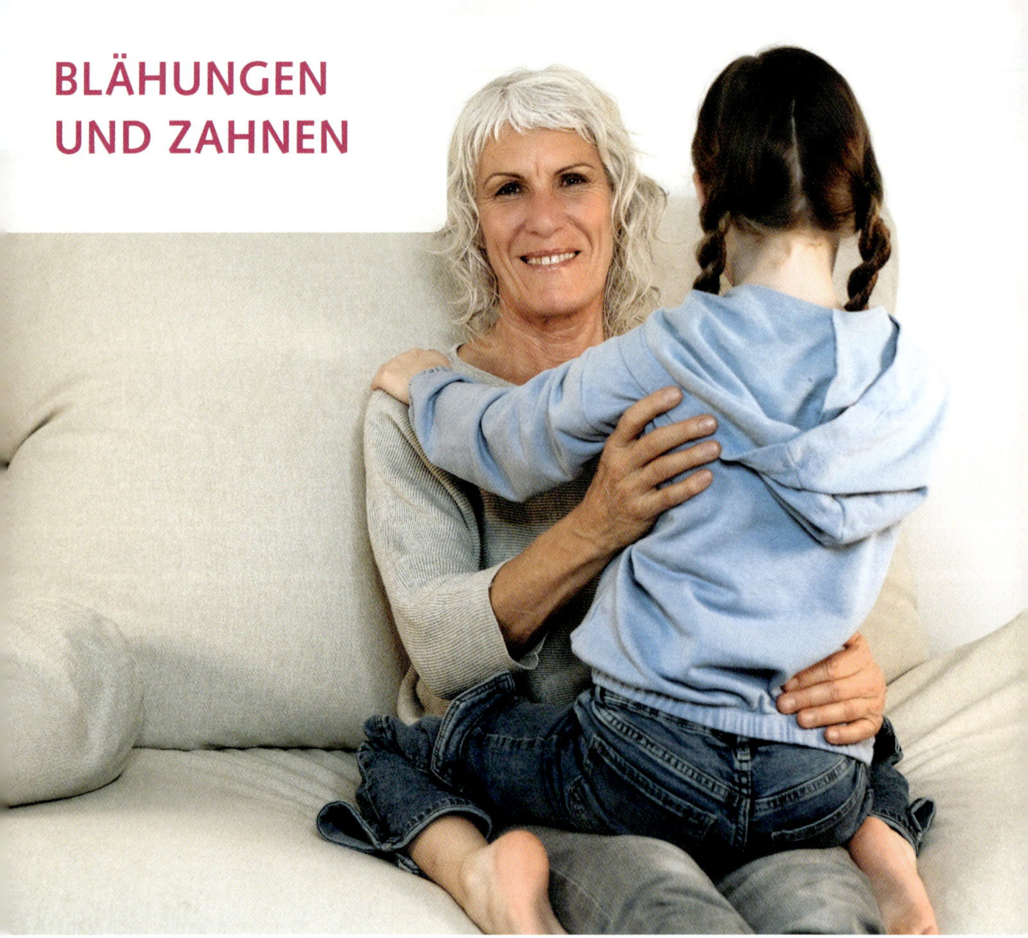

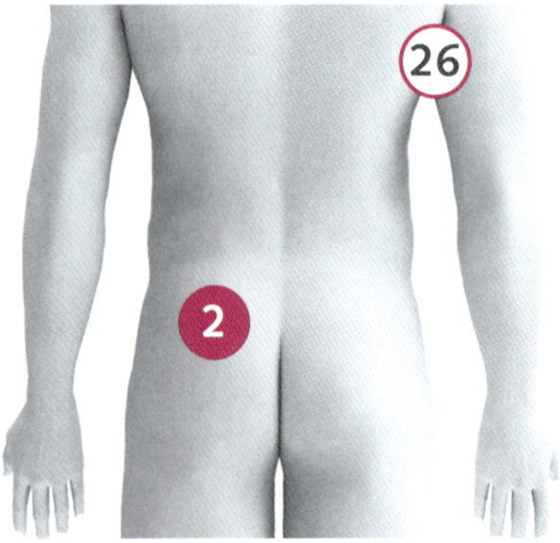

Linke Hand rechte 2

Rechte Hand linke 26

Nutze diese Ström-Übung auch bei/für

- „Baby-Griff“ bei Blähungen und Zahnen
- Neurodermitis, Akne, Verbrennungen
- Geborgenheit und Vertrauen ins Leben

Zusätzlich empfohlene Übungen

Daumen halten S. 18,
Verdauungskraft S. 24–25,
Heißhunger auf Süßes S. 89

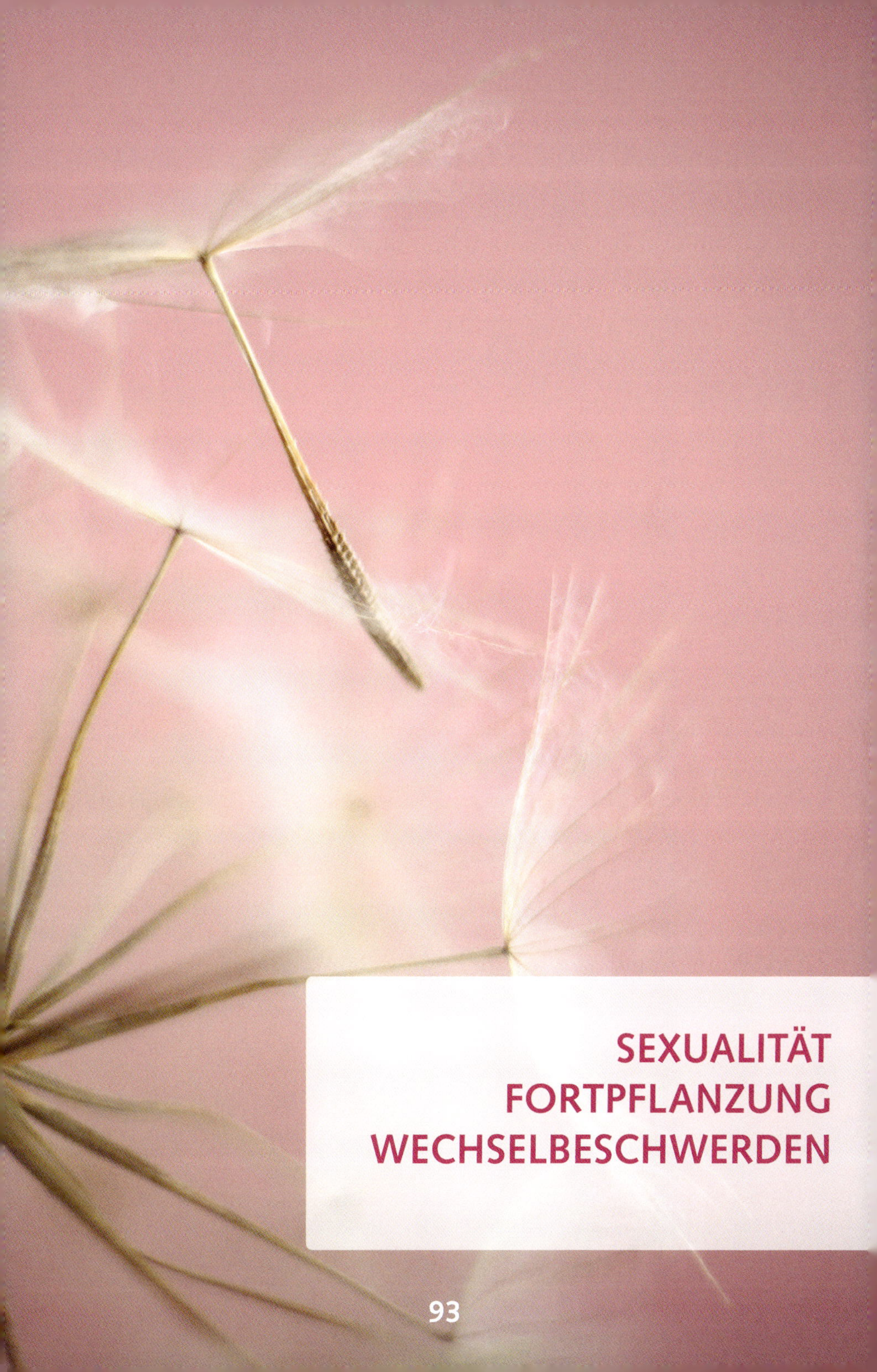

SEXUALITÄT FORTPFLANZUNG WECHSELBESCHWERDEN

MENTALE KRAFT STÄRKEN

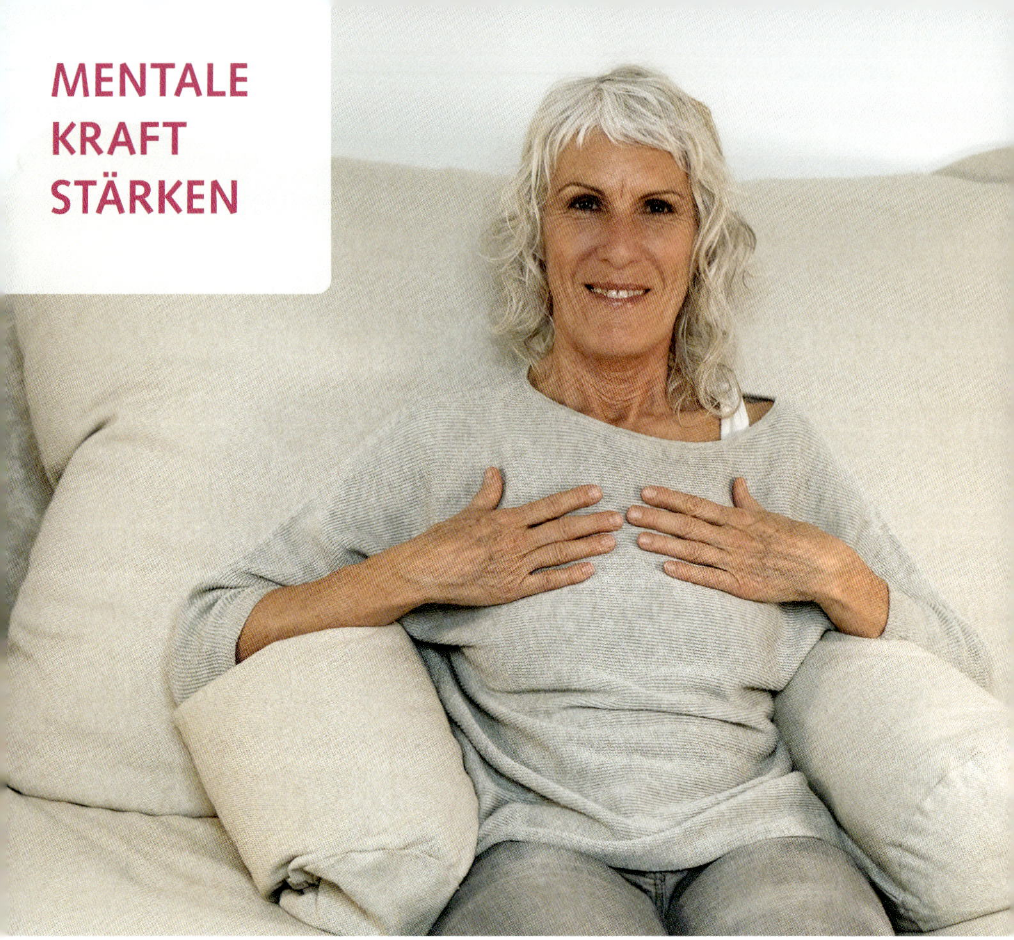

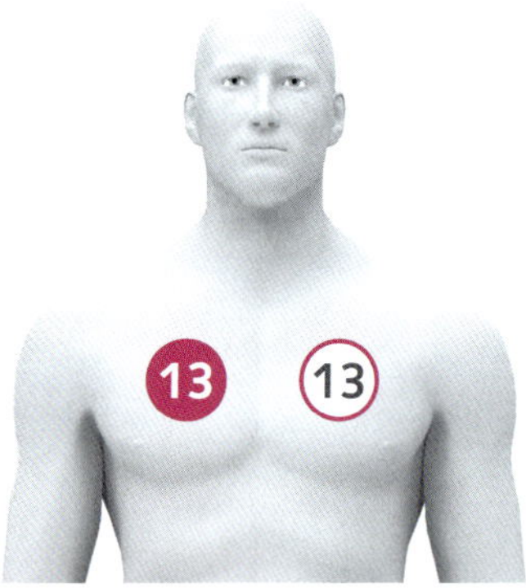

Linke Hand rechte 13

Rechte Hand linke 13

Nutze diese Ström-Übung auch bei/für

- Schwangerschaft, Fruchtbarkeit
- Hormonhaushalt, Wechselbeschwerden
- Brustthemen, Hitzewallungen
- Osteoporose, Unterleibsbeschwerden

Zusätzlich empfohlene Übungen

Körperliche Kraft stärken S. 26–27,
Unterleib & Becken stärken S. 96

KÖRPERLICHE KRAFT STÄRKEN

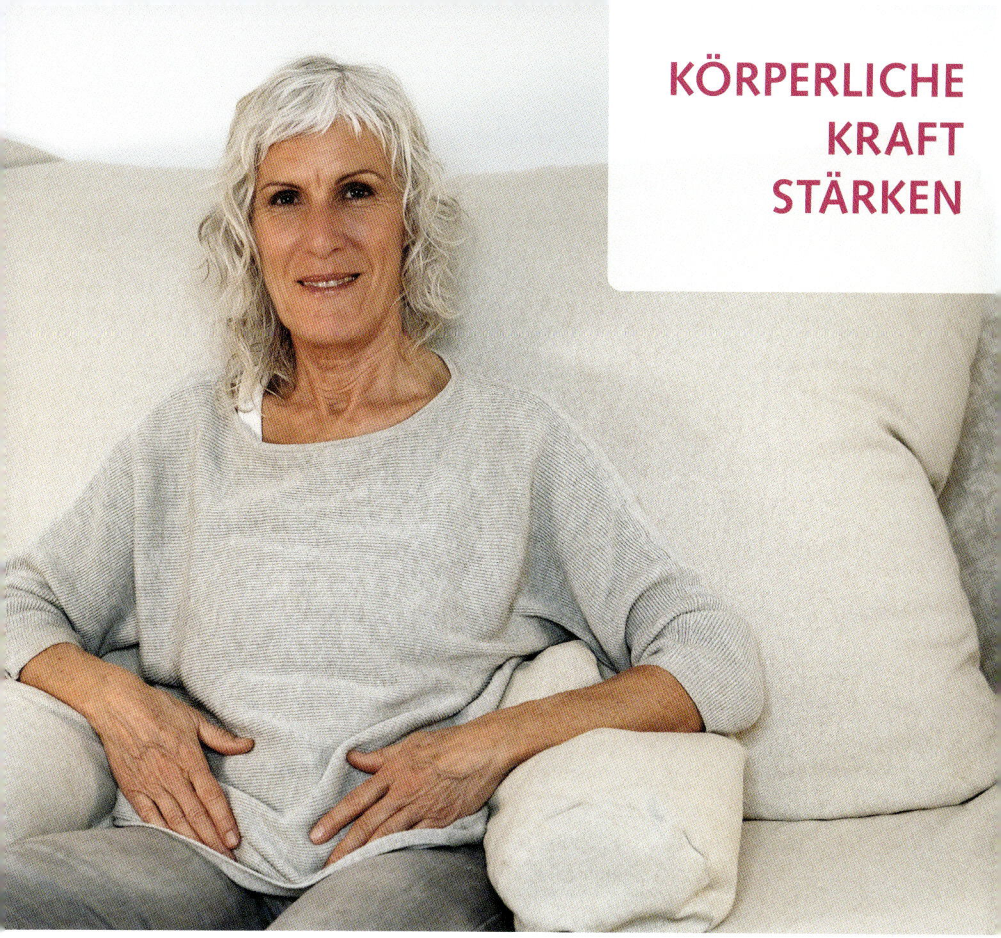

Nutze diese Ström-Übung auch bei/für

- Geschlechtsorgane, Sexualität
- Menstruationsbeschwerden
- Unterleib, Prostata, Bettnässen
- Blase und Nieren, Osteoporose

Zusätzlich empfohlene Übungen

Körperliche Kraft (Partner-Übung 2, S. 27), Mentale Kraft stärken S. 94, Unterleib & Becken stärken S. 96

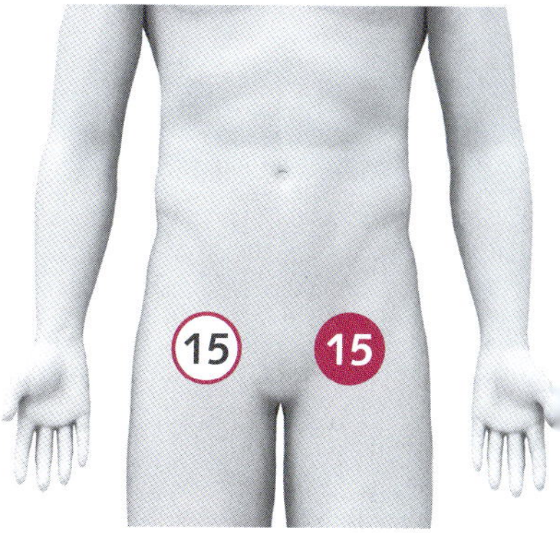

Linke Hand rechte 15

Rechte Hand rechte 15

UNTERLEIB UND BECKEN STÄRKEN

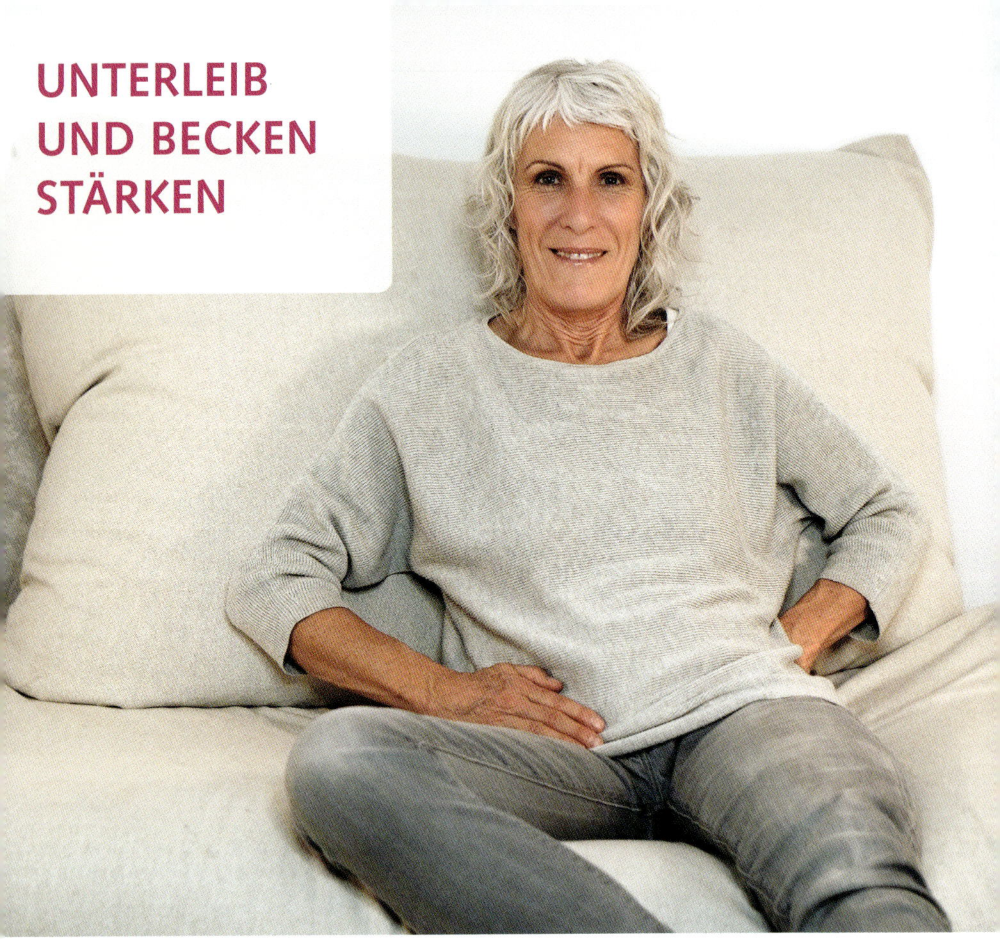

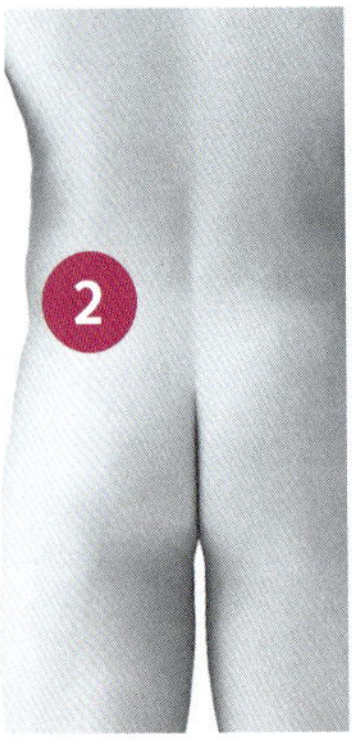

Linke Hand
linke 2

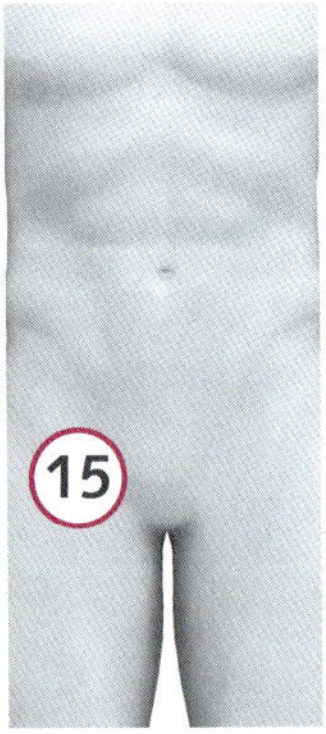

Rechte Hand
rechte 15

Nutze diese Ström-Übung auch bei/für

- Spannungen im Becken lösen
- Geschlechtsorgane, Sexualität, Prostata
- Kreuzbein, Steißbein, Bettnässen

Zusätzlich empfohlene Übungen

„Die Mitte stärken“ S. 20,
Alle Übungen von S. 94–98

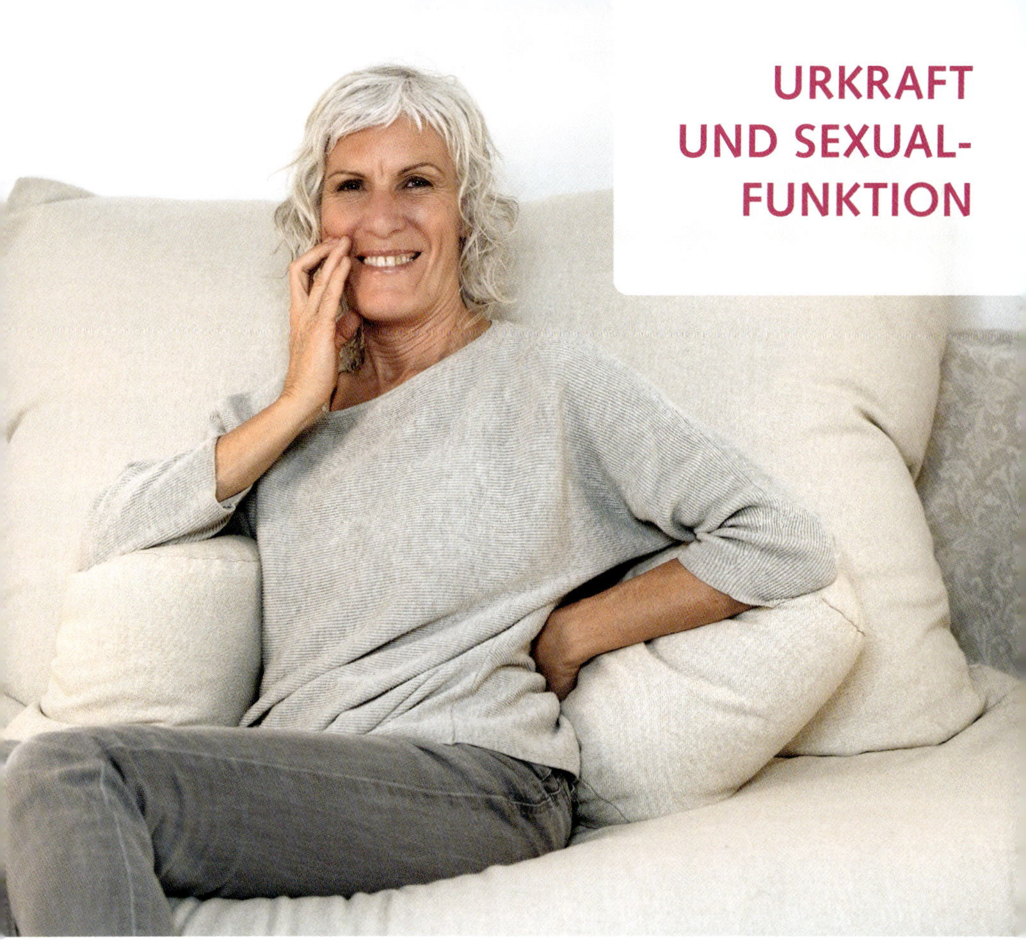

URKRAFT UND SEXUALFUNKTION

Nutze diese Ström-Übung auch bei/für

- Geschlechtsorgane, Sexualität, Prostata
- Blasen- und Nierenenergie
- Bettnässen

Zusätzlich empfohlene Übungen

Alle Ström-Übungen von S. 94–98

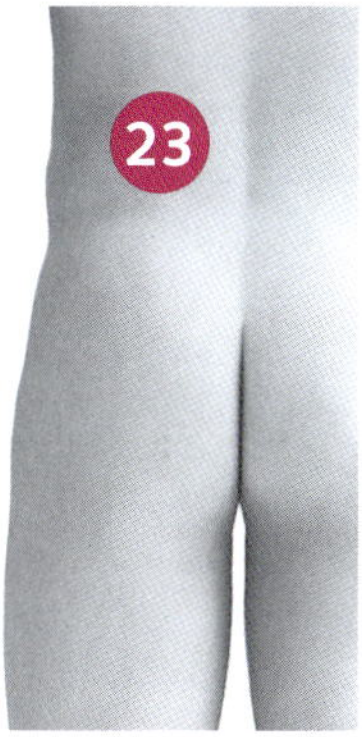

Linke Hand
linke 23

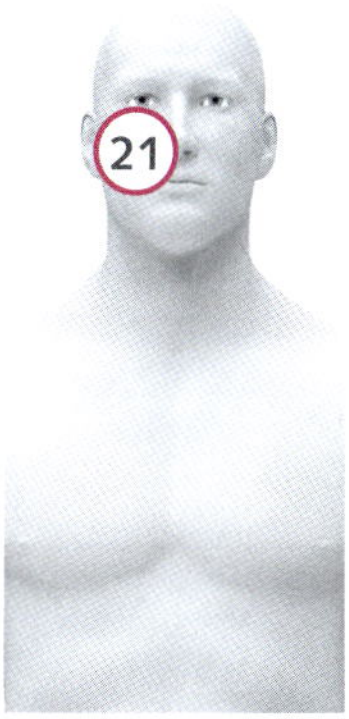

Rechte Hand
rechte 21

FORT-PFLANZUNGS-ORGANE

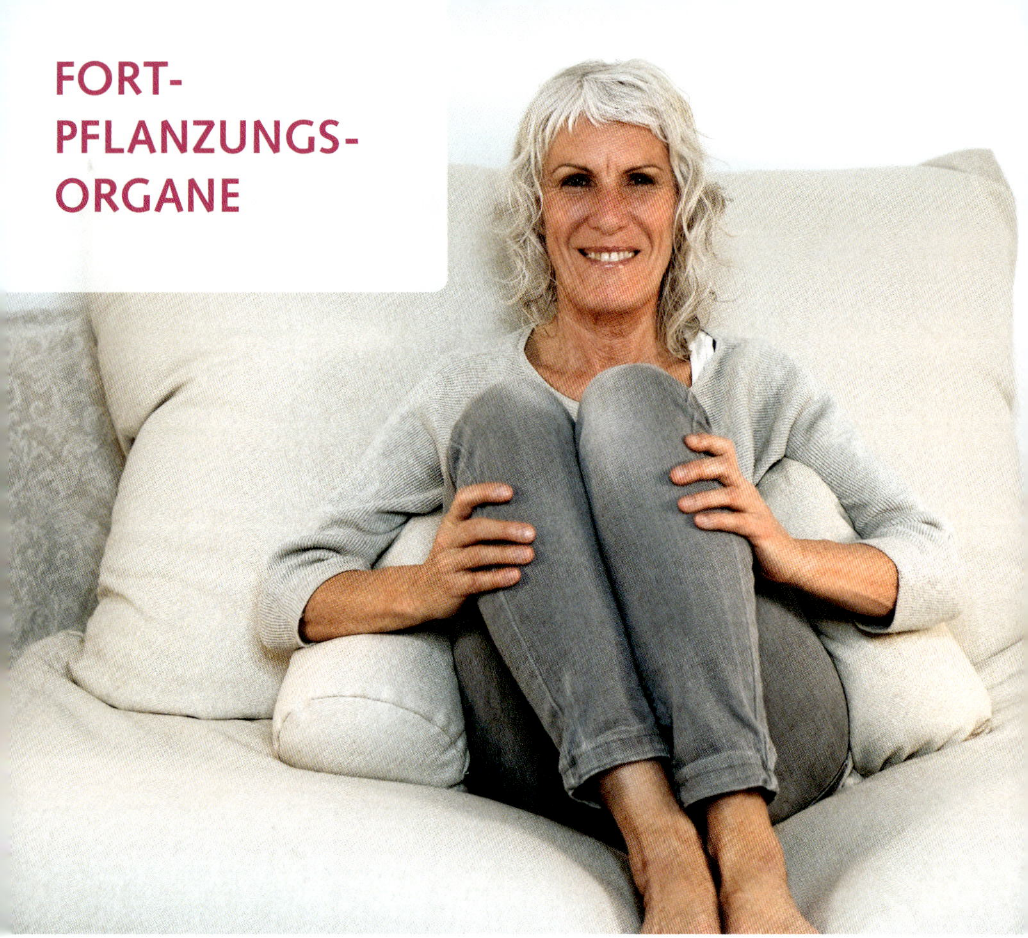

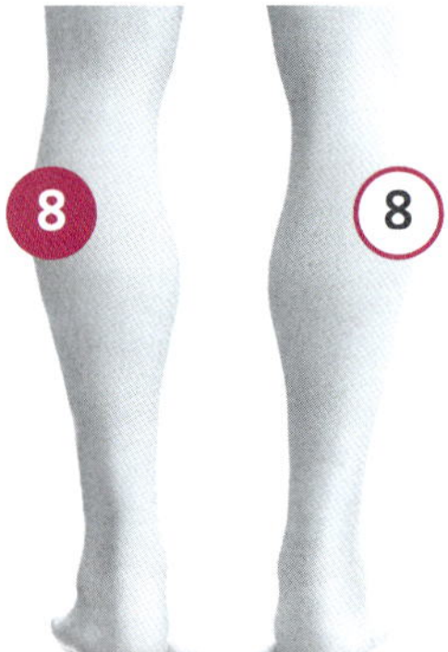

Linke Hand
linke 8

Rechte Hand
rechte 8

Nutze diese Ström-Übung auch bei/für

- Unterleib, Geschlechtsorgane
- Wechselbeschwerden
- Rückenschmerzen, Muskulatur

Zusätzlich empfohlene Übungen

Alle Übungen von S. 94–98

MENSTRUATIONS-BESCHWERDEN

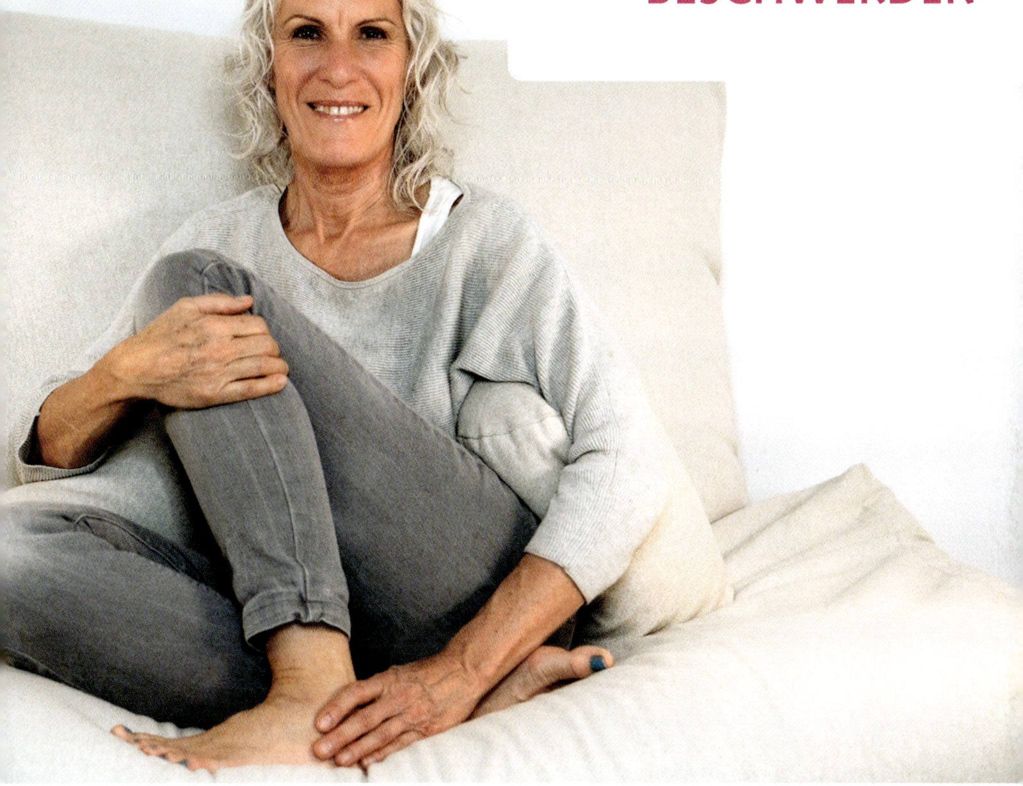

Nutze diese Ström-Übung auch bei/für

- Krämpfe
- Bauchspannungen
- Prostatabeschwerden

Zusätzlich empfohlene Übungen

Mentale Kraft stärken S. 94,
Körperliche Kraft stärken S. 95

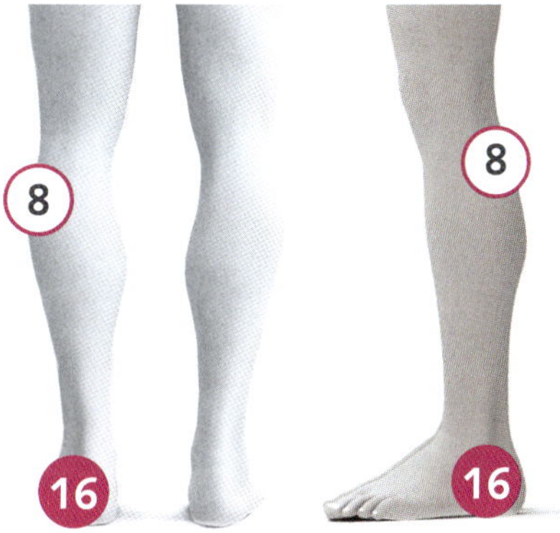

Linke Hand
linke 16

Rechte Hand
linke 8

GEBURTS-
BEGLEITUNG

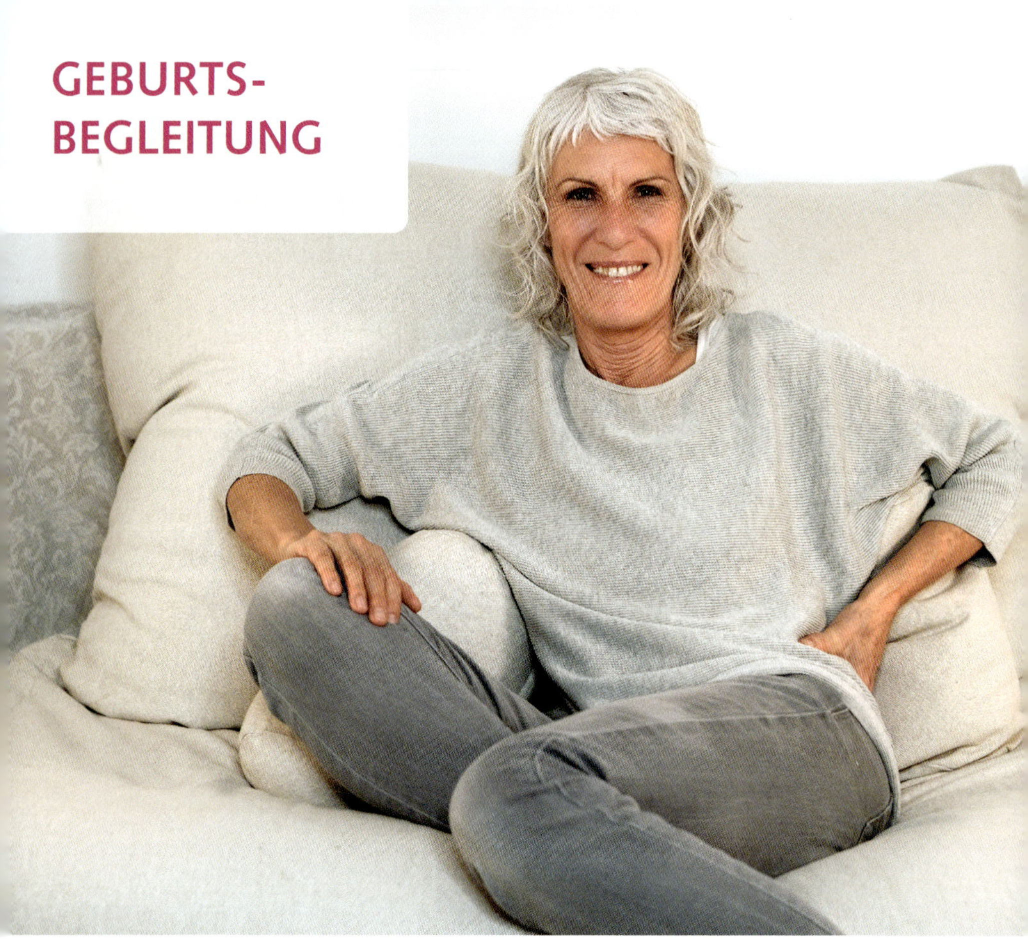

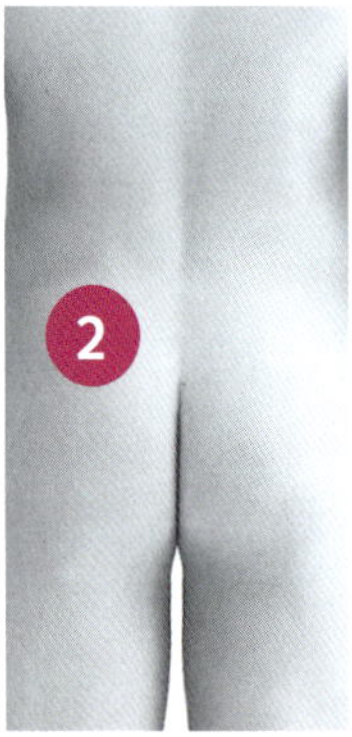

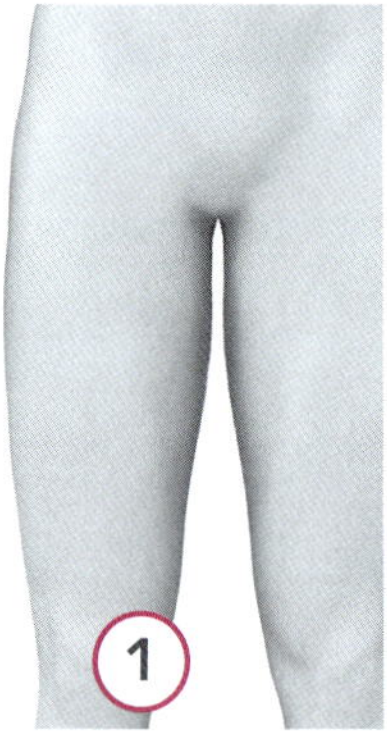

Linke Hand
linke 2

Rechte Hand
rechte 1

Nutze diese Ström-Übung auch bei/für

- Ausatmen
- Spannungen aus dem Becken lösen
- Schmerzen im unteren Rücken
- Kraft für Loslassen (Muttermund)

Zusätzlich empfohlene Übungen

Mentale Kraft stärken S. 94,
Körperliche Kraft stärken S. 95
Geburtshilfe S. 101

GEBURTS-HILFE

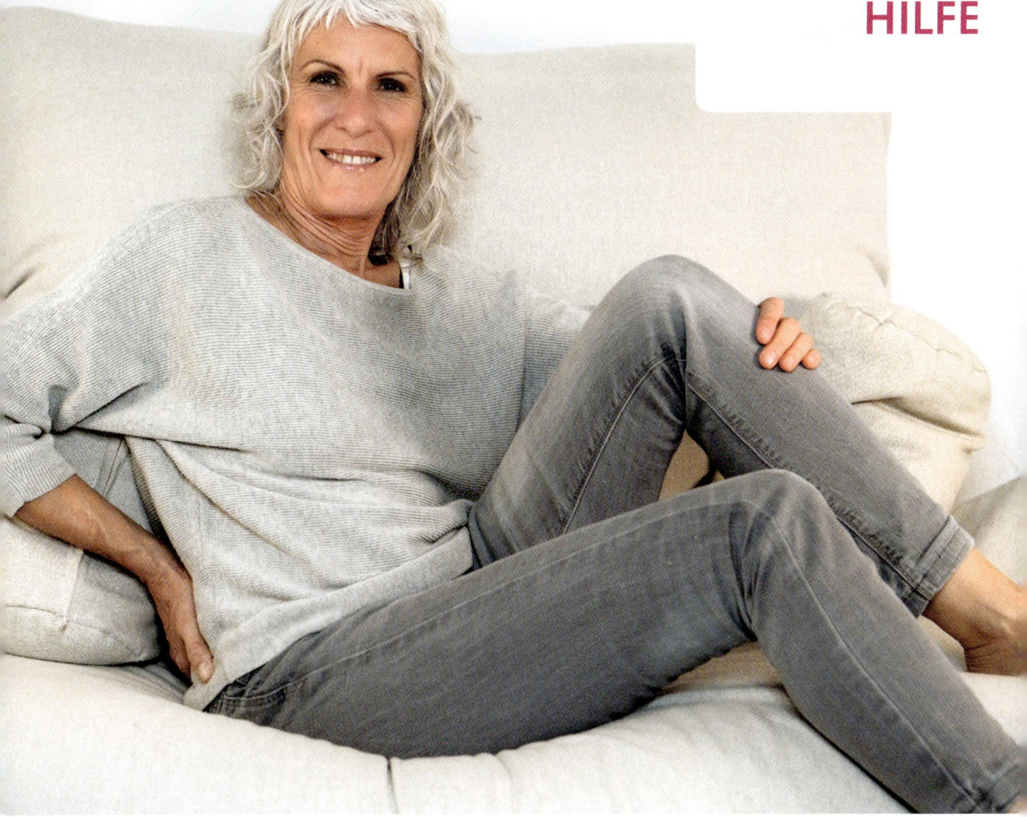

Nutze diese Ström-Übung auch bei/für

- Kraft für Loslassen (Muttermund)
- Kräftigung bei der Geburt
- Spannungsschmerzen im Kreuzbein

Zusätzlich empfohlene Übungen

Mentale Kraft stärken S. 94,
Körperliche Kraft stärken S. 95
Geburtsbegleitung S. 100

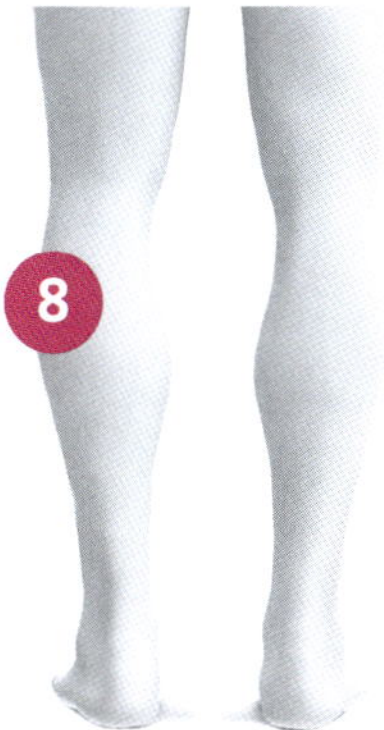

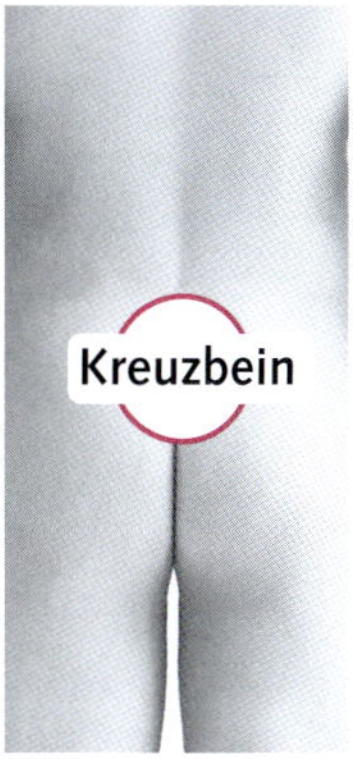

Linke Hand linke 8

Rechte Hand Kreuzbein

NARBEN-HEILUNG

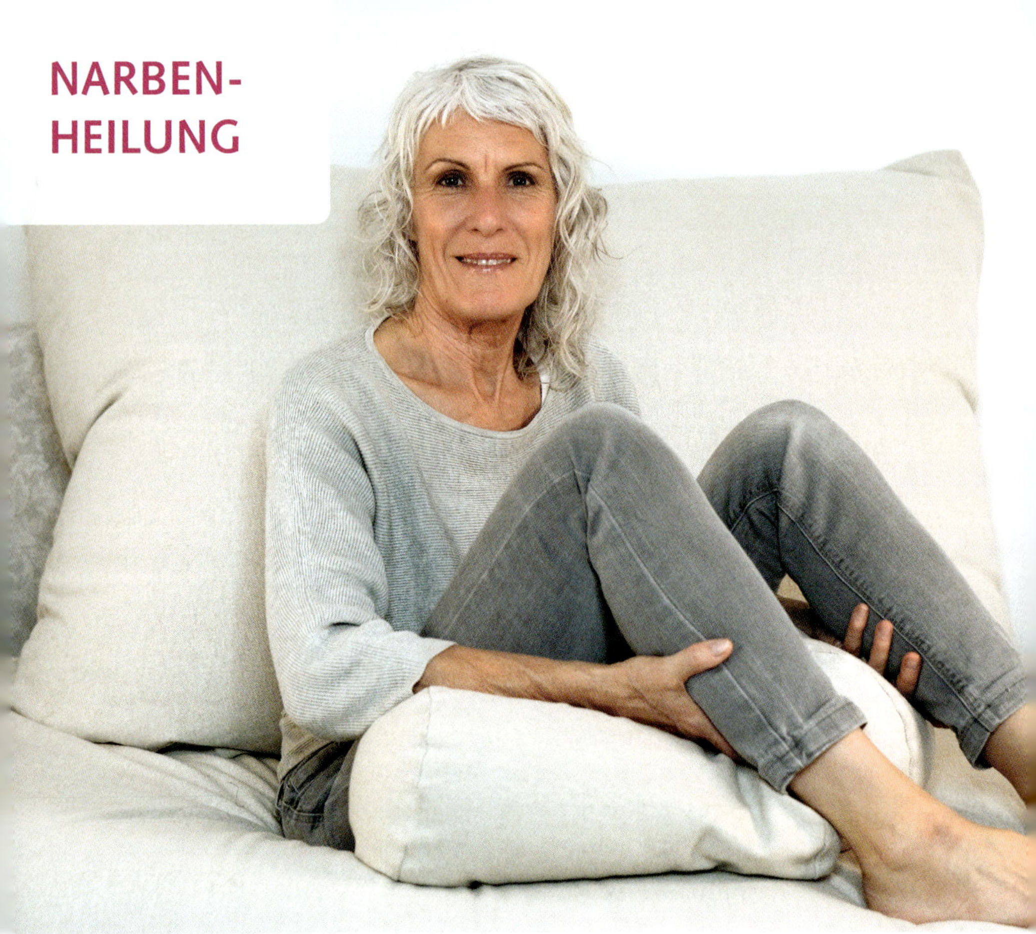

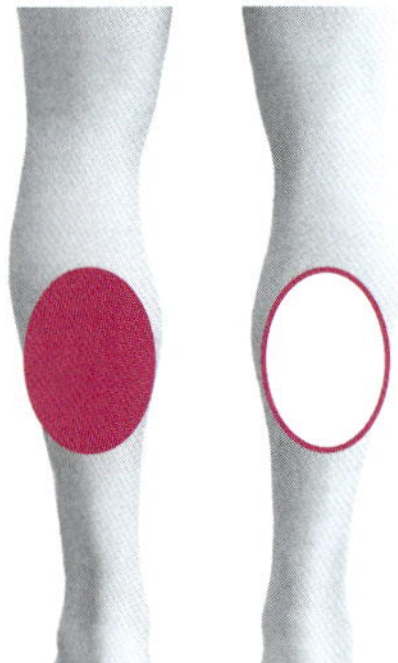

Linke Hand linke Wade

Rechte Hand rechte Wade

Nutze diese Ström-Übung auch bei/für

- Dammschnitt, Kaiserschnitt
- Rückbildung des Bindegewebes
- trockene Schleimhäute, Hitzewallungen
- Nervliche und körperliche Entspannung

Zusätzlich empfohlene Übungen

Daumen und Ringfinger strömen S. 18
„Ström-Pflaster" S. 41

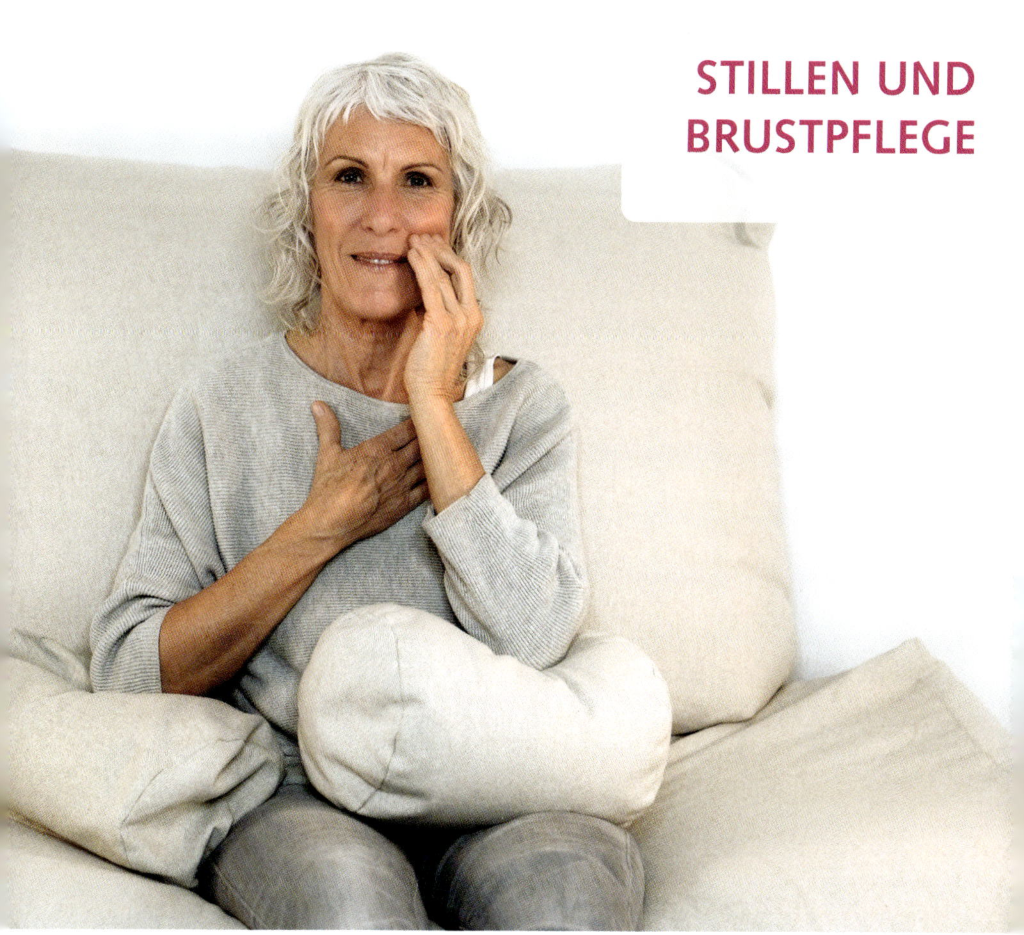

STILLEN UND BRUSTPFLEGE

Nutze diese Ström-Übung auch bei/für

- Brustentzündung
- Milchbildung und Milchstau
- Sich und andere gut versorgen

Zusätzlich empfohlene Übungen

„Ström-Pflaster" S. 41,
Mentale Kraft stärken S. 94
bei Brustentzündung:
Immunsystem stärken S. 50–51
Stoffwechsel & entgiften S. 52–53

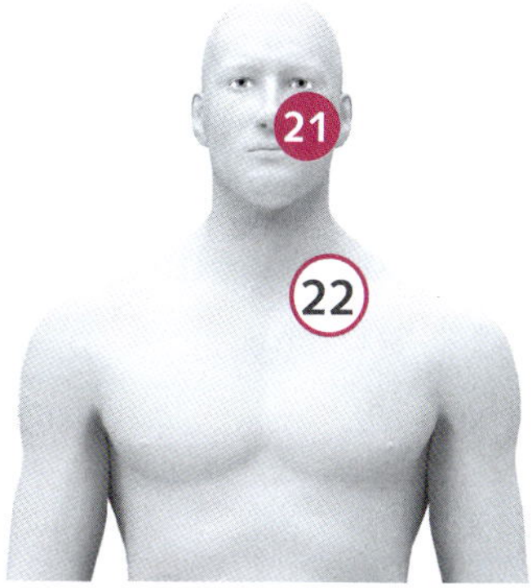

Linke Hand linke 21	Rechte Hand linke 22

HITZE-WALLUNGEN

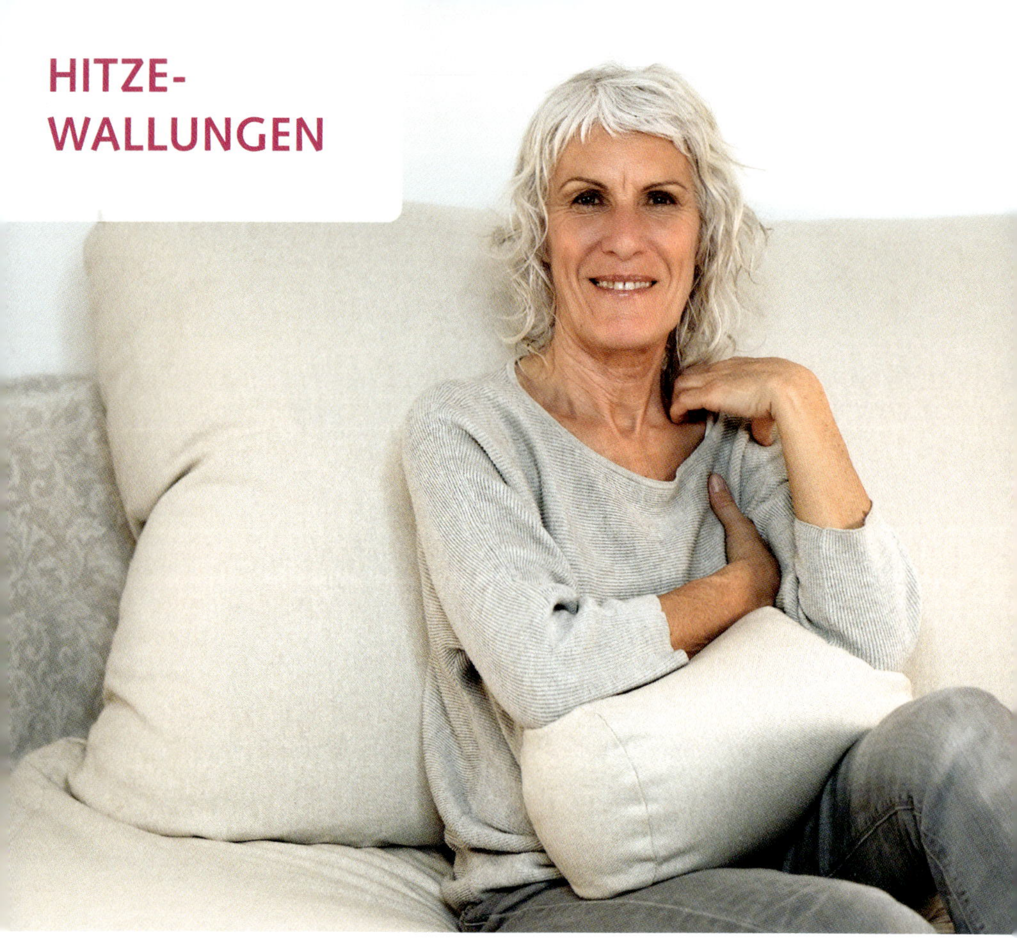

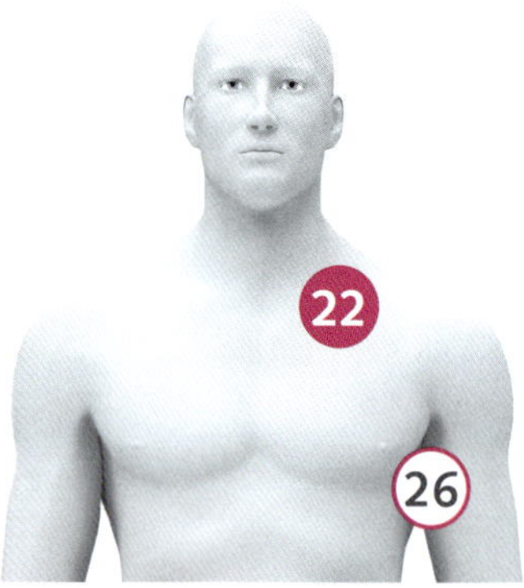

Linke Hand
linke hohe 22

Rechte Hand
linke 26

Nutze diese Ström-Übung auch bei/für

- Brustthemen, Osteoporose
- Mentale Entspannung, Schlafstörungen
- trockene Schleimhäute, trockene Augen

Zusätzlich empfohlene Übungen

Stoffwechsel & entgiften S. 52–53,
Mentale Kraft stärken S. 94,
Fortpflanzungsorgane S. 98,
Narbenheilung S. 102

REGISTER

SO KÖNNTE DEIN STRÖM-WEG WEITERGEHEN ...

Bist du auf den Geschmack gekommen,
dich mit Strömen intensiver zu beschäftigen? Möchtest du die Ström-Grundlagen verstehen und praktische Ström-Erfahrungen sammeln?

Auf den folgenden beiden Seiten findest du eine Übersicht
wie dein „Ström-Weg" an der Integralen-Ström-Akademie weitergehen kann.

Wir laden dich herzlich ein
weitere Seminare oder Ausbildungen bei uns zu besuchen.

In unseren Ström-Stunden
widmen wir uns individuell deinen persönlichen Anliegen.

Auf Anfrage
vermitteln wir dich auch gerne an Ström-Kolleginnen und Kollegen in deiner Nähe weiter.

Zeit für einander, das Gehaltenwerden und ein offenes Ohr sind die einfachen Zutaten für Gesundheit und Wohlbefinden!

Nimm mit Strömen ein Stück Verantwortung für dich und deine Gesundheit in die Hand und schenken dir deine „Hand-Griffe" selbst, deiner Familie und deinem Freundeskreis.

DAS KLEINE STRÖM-ABC

A

Basis-Seminar A
„Die kleine Ström-Apotheke"

Ström-Grundlagen und praktisches Üben einfacher „Handgriffe" für den Alltag.

Voraussetzung: Keine Vorkenntnisse

B

Basis-Seminar B
Die Grundlagen des Strömens Teil 1

Die 26 Energie-Tore und ihre Ströme. Mentale, emotionale und körperliche Zusammenhänge verstehen.

Voraussetzung: Basis-Seminar A

C

Basis-Seminar C
Die Grundlagen des Strömens Teil 2

Die 12 Organ-Ströme, ihre Funktionen und Zusammenhänge, die Organuhr, erfühlen der Energiepulse.

Voraussetzung: Basis-Seminar B

STRÖM-AUSBILDUNGEN

Ström-Anfänger-Ausbildung für Anfänger*innen

Energie-Strömen für private wie berufliche Zwecke

Voraussetzung: Basis-Seminar A „Die Kleine Ström-Apotheke" oder Entscheidungs-Modul 1

Zertifikat: Ström-Praktiker*in & Ström-Trainer*in

Nähere Infos und aktuelle Termine:
www.integrale-ström-akademie.at, Telefon: 0699 1111 68 38

Ström-ABC-Ausbildung für ABC-Absolvent*innen

Energie-Strömen für private wie berufliche Zwecke

Voraussetzung: „Das kleine Ström-ABC" nach Susanne Jarolim oder Basis-Wissen anderer Ström-Schulen

Zertifikat: Ström-Praktiker*in & Ström-Trainer*in

STRÖM-APP
DIE KLEINE STRÖM-APOTHEKE

Für Handy & Tablet:
>>> App Store
>>> Google Playstore

Suchbegriff: Energie-Strömen

Die Ström-App bietet eine Auswahl von 70 Ström-Übungen zur mentalen, emotionalen und körperlichen Gesundheitsentwicklung, zur Selbst-Hilfe oder Paar-Strömen.

Die „Ström-APPotheke" hat den selben Inhalt wie das Buch, das du gerade in deinen Händen hältst.

Die Vorteile der „Ström-APPotheke"

- Leichte Suche nach Beschwerdebildern
- Einfache Suchfunktion nach Ström-Übungen
- Eine Ström-Übung führt zu weiteren themen- bezogenen Übungen
- Die App ist frei von Werbung

Preis: € 14,99 inkl. MwSt., für lebenslange Nutzung

Tipp zum Freischalten auf mehreren Geräten:
Falls du die App schon auf einem Gerät gekauft hast, kannst du diese auf allen anderen Geräten mit dem gleichen Betriebssystem und der gleichen Mailadresse freischalten, indem du rechts unten auf „Mehr" und dann auf „In-App Käufe wiederherstellen" klickst.

LINKS:

>>> Website Ström-Apotheke

>>> App-Store

>>> Google Playstore

LITERATUR

Der Inhalt der „Kleinen Ström-Apotheke" basiert auf meinen Ausbildungen an den Ström-Schulen Rang Dröl und Jin Shin Jyutsu, meiner vierjährigen Berufserfahrung bei Impuls-Strömen, und auf folgender Literatur:

- Burmeister Alice, Heilende Berührung, 2000
- Kato Haruki, Jin Shin Jyutsu, 2002
- King Institute, Inc., TKM Textbook, Volumes 1 bis 4
- Krapf Günther, Autogenes Training aus der Praxis, 1994
- Kushi Michio, Do-In-Buch, Übungen zur körperlichen und geistigen Entwicklung, 2001
- Maciocia Giovanni, Die Grundlagen der chinesischen Medizin, 1994, Diagnose in der TCM
- Marsaa Teeguarden Iona, Jin Shin Do, Die Kunst der mitfühlenden Berührung, 1989, The Joy of Feeling, 1987
- Masunaga Shizuto, Meridian Dehnübungen, 2000
- Riegger-Krause Waltraud, Jin Shin Jyutsu. Die Kunst der Selbstheilung durch Auflegen der Hände, 2010
- Schlieske Ingrid, Japanisches Heilströmen, 2006
- Van Nghi Nguyen, Hoang Ti, Nei King, So Quenn, Pathogenese und Pathologie der Energetik in der chinesischen Medizin Bd. 1&2, 1980

DANKE

An meine drei Töchter, durch die ich persönliche praktische Erfahrungen sammeln konnte, an meinen Ehemann Klaus Jarolim, der mit seinem umfangreichen Wissen der TCM (Traditionelle Chinesische Medizin) dieses Buch maßgeblich bereicherte.

An Dr. Martin Spinka, der uns als Allgemeinmediziner und Spezialist für die Traditionelle Europäische Medizin stets mit seinem umfangreichen Fachwissen begleitet. An Elisabeth Ardelt und Mag. Wolfgang Vovsik für ihre mentale Unterstützung.

An alle Kolleg*innen und Seminar-Teilnehmer*innen, die mich mit ihrem Wissen bereichert und ihren Fragen angeregt haben.

An alle Kundinnen und Kunden, durch die ich jahrzehntelange Ström-Erfahrungen sammeln konnte.

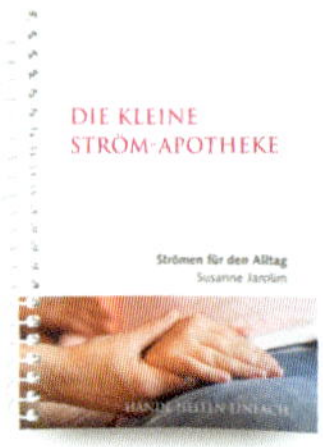

Susanne Jarolim

DIE KLEINE STRÖM-APOTHEKE

Strömen für den Alltag

Auch als App: Energie-Strömen

Als Ström-Anfänger*in, bietet dir das Taschenbuch mit seiner klaren Einfachheit einen praktischen Einstieg ins Energie-Strömen.

Hast du bereits das gleichnamige Basis-Seminar A *Die Kleine Ström-Apotheke* absolviert, dann dient dir dieses spiralisierte Taschenbuch als handliches Nachschlagwerk.

Die Kleine Ström-Apotheke bietet dir:

- Ström-Griffe zur Gesundheitsentwicklung
- Fragen und Antworten zum Strömen
- Praktische Ström-Tipps
- Grafische Bilderklärungen
- Ein Sortiment an Ström-Griffen für den Alltag

ISBN 978-3-200-04310-7

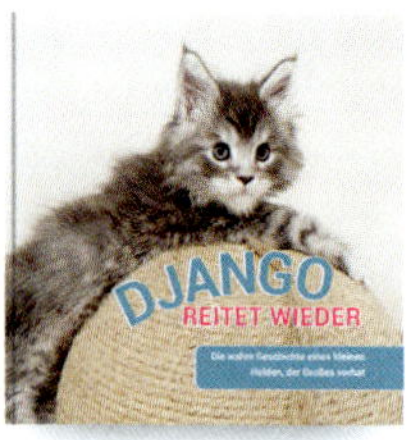

Susanne Jarolim

Django reitet wieder

Die wahre Geschichte eines kleinen Helden, der Großes vorhat

DJANGO ist ein kleiner Kater, der Großes vorhat. Seine wahre Geschichte soll uns in schwierigen Lebenslagen Hoffnung machen und ein Schmunzeln auf die Lippen zaubern.

Mit seinem Buch möchte Django seiner neuen Familie helfen, ihr Leben leichter zu meistern. Nicht alle Menschen haben das Glück, wieder gesund zu werden. Einige unter uns müssen sich mit dem Leben arrangieren und täglich das Beste daraus machen.

ISBN 978-3-99025-488-2

Fotonachweise: © Adobe Stock: COVER: Ruzana // KERN: Romolo Tavani S. 30 / Brian Jackson S. 38 / peter-schreiber.media S. 48 / napak S.62 / TOMO S. 69 / Nils S. 73 / Soho A studio S. 85 / Alice_D S. 93